Introduzione all'S-Coaching®

Sviluppare l'Intelligenza Spirituale/Sociale

ILARIA CUSANO
www.ilariacusano.blogspot.it

Titolo | Introduzione all'S-Coaching
Sottotitolo | Sviluppare l'Intelligenza Spirituale/Sociale
Autore | Ilaria Cusano
ISBN | 978-88-91176-02-8

Youcanprint Self-Publishing
Via Roma, 73 - 73039 Tricase (LE) - Italy
www.youcanprint.it
info@youcanprint.it
Facebook: facebook.com/youcanprint.it
Twitter: twitter.com/youcanprintit

Indice

Introduzione   Pag. 7

Corpo, psiche ed energia   " 19

   Corpo fisico   " 19

   Corpo psichico   " 22

   Corpo energetico   " 24

India: lo Yoga   " 31

Italia: il teatro   " 62

Perù: lo sciamanesimo andino   " 71

Conclusioni   " 80

Bibliografia   " 84

Ringraziamenti speciali   " 86

A Carla Baruchello,
che mi ha ricordato lo Yoga
nella sua essenza più intima ed essenziale;
a Monica Fontana,
che mi ha mostrato come giocare con l'ego,
divertendosi e facendo del bene;
a Sara Olivier,
che mi ha dato l'esempio perfetto
della donna che mi aspettava nel futuro,
ispirando la mia personale manifestazione;
ad Anna Maria Conforto,
che più volte mi ha offerto l'opportunità
di brillare come una stella;
alla maestra Nella delle elementari,
che mi ha permesso sin dall'infanzia
di godere del mio meraviglioso destino;
a mia nonna Rosa,
mio sommo riferimento
e rappresentazione di forza, fede e umanità rarissime;
a mia madre,
che mi ha lasciato libera di essere me stessa,
sostenendomi, incoraggiandomi e credendo in me,
sempre.
Vi amo e vi porto nel cuore.

Chi ascolta dimentica, chi vede ricorda, chi fa sa
(Confucio)

Introduzione

Noi tutti siamo un unico immenso, indivisibile, incommensurabile e perfetto corpo; non solo noi come individui, né solo noi come umanità, ma noi come popolazione di esseri viventi abitanti il pianeta Terra, la galassia e l'universo intero.

Così come l'istinto delle nostre parti basse ci spinge alla proprietà privata, al clan, ai legami tribali, alla riproduzione della specie e a godere del potere, quello delle nostre parti alte ci invita alla conoscenza, al sapere, alla saggezza, alla trasformazione e all'illuminazione.

Tutto è già perfettamente inscritto dentro di noi, a livello fisico, psichico ed energetico: l'infinito, nel vero senso della parola, è perfettamente inscritto dentro di noi.

Ma l'infinito è fuori dalla nostra portata: i limiti dei nostri sensi e della vita terrena, ineluttabilmente contraddistinta da legami, bisogni e condizionamenti, se da una parte ci consentono di vivere l'esperienza umana in tutta la sua bellezza e ricchezza, dall'altra restringono il nostro range di possibilità a un certo campo, che chiameremo "finito". In questo senso possiamo dire che corpo fisico, corpo psichico e corpo energetico sono tre campi finiti, che dunque noi possiamo gestire e conoscere in quanto alla nostra portata.

Nella realtà essi non esistono così come li descriverò in questo testo, ma così esistono per noi, per la nostra percezione, forse immaginazione e fantasia; quindi in qualche modo (un modo molto convincente!) per noi sono assolutamente veri.

È un po' ciò che accade per il Sole: da ormai diverso tempo tutti sappiamo che esso è fermo e che sono la Terra e la Luna a girare continuamente rispetto a lui, eppure continuiamo ad affermare che è il Sole a sorgere e a tramontare.

Noi non continuiamo a usare queste parole per pigrizia o perché non ne troviamo di migliori; la verità è che la nostra percezione del movimento di Sole, Terra e Luna è esattamente la stessa degli uomini di diecimila anni fa: noi percepiamo che è il Sole a muoversi. Pur non essendo scientificamente vero, è la quotidiana esperienza che facciamo come esseri umani, fa parte della nostra realtà, di quello che incessantemente sperimentiamo.

Per quanto ci si ripeta che non corrisponde al vero, noi andiamo avanti sulla nostra strada, fatta per l'appunto di legami, bisogni e condizionamenti, consci della nostra condizione limitata; ed è normalissimo che sia così.

In qualche modo siamo come le api: ognuno ha la propria funzione, ognuno il proprio posto, un filtro per percepire, selezionare e ordinare la realtà; ognuno ha un certo numero e tipo di legami con gli altri componenti del gruppo; ognuno nasce, vive e poi muore, si decompone e tutto ciò di cui era costituito torna alla natura e ai suoi abitanti.

Assumendo delle sostanze psicotrope, anche dette "enteogeni", possiamo fare per un certo tempo un'esperienza diversa del mondo, sperimentarlo con un filtro differente, fatto di limiti, bisogni e condizionamenti alternativi rispetto a quelli ordinari, almeno in parte; così ci si può rendere conto in modo realistico, assolutamente scientifico e del tutto disarmante di quanto si è piccoli rispetto all'universo, e di come l'unica verità nel cosmo di cui siamo effettivamente partecipi è la connessione, la relazione, l'energia che lega gli elementi – in altre parole gli elementi, così come gli individui, in sé non hanno alcuna sostanza; solo le relazioni tra di essi ne hanno.

Ciò ci invita inevitabilmente a due prese di coscienza, che dobbiamo sempre tenere presenti:

1) l'unico corpo veramente esistente dal punto di vista macroscopico è quello energetico;
2) per noi esseri umani risultano assolutamente reali anche (anzi soprattutto!) il corpo fisico e quello psichico; dunque consapevoli della nostra condizione metà animale e metà divina, conviviamo con questa innata e fecondissima contraddizione tipicamente umana, con buona pace dei nostri corpi, delle nostre menti e dell'anima che tutti i giorni portiamo a spasso.

Detto ciò, è ovvio che non si può dare ospitalità a tanta consapevolezza senza per questo dover affrontare una crisi esistenziale, ed è proprio questa circostanza a mio avviso che l'umanità sta attraversando nell'attuale periodo storico.

I profondi cambiamenti che stiamo conoscendo dal punto di vista politico, economico e sociale sono il riflesso e la manifestazione terrena di un'importante e profondissima trasformazione che sta avvenendo nella nostra struttura interiore più intima ed essenziale.

Negli ultimi millenni – e ci tengo a sottolinearlo: non decenni, ma millenni – noi esseri umani abbiamo sperimentato e alimentato un'illusione, una mastodontica proiezione che ci ha dato l'opportunità di conoscere noi stessi in termini di potenzialità e dramma: mi riferisco alla credenza della separazione. Separazione tra gli individui, separazione tra i popoli, separazione tra le terre; ma anche separazione tra scienza e spiritualità, tra cultura e natura, tra materia e anima; e tra uomini e donne, ricchi e poveri, Occidente e Oriente, terroristi e terrorizzati.
In sostanza tale vissuto si risolve in una sola enorme divisione percepita: quella tra il nostro universo interiore e il mondo esterno, in tutte le sue sfumature e dimensioni: famiglia, gruppo, comunità, società, natura e cosmo.

Poi a un certo punto della storia, così come il simbolo cinese del TaiJi descrive tanto bene, questo ciclo ha raggiunto il suo culmine e ha preso a ritirarsi, lasciando spazio al suo opposto e complementare: progressivamente e grazie a una serie di circostanze che con magica sincronicità ci hanno facilitato il compito, abbiamo compreso che il profitto, la carriera e il potere non portano alla realizzazione, che se ci chiudiamo all'altro con paura e rifiuto alimentiamo solo la depressione e la violenza, e che i vari elementi di cui si costituisce la nostra esistenza sono connessi tra di loro molto più di quel che ci sembrava.

Così un pezzetto alla volta, un decennio dopo l'altro, abbiamo imparato che non solo si può convivere con la bio-diversità ma che essa è sana e feconda in quanto caratteristica di base di una natura viva e forte; abbiamo appreso che comunicare ha molto più senso che confliggere, in quanto abbiamo bisogno gli uni degli altri; abbiamo preso coscienza del fatto che uno stipendio succulento e una moneta forte a livello internazionale non rende ricchi se si è soli, tristi, malati e incapaci di condividere la gioia e l'amore col prossimo.

Una puntualizzazione: io so bene che non tutti sono passati attraverso tale presa di coscienza, almeno non al cento per cento. Però so, per esempio, che in Italia fino a quando io stessa ero adolescente – il che avveniva circa quindici anni fa – i maggiori movimenti sociali riguardavano i diritti sul lavoro, le politiche sull'istruzione e la lotta all'AIDS, mentre oggi le masse si spendono per l'ecologia, la sostenibilità, l'umanizzazione dei processi produttivi, l'amore omosessuale e la decrescita felice; il che, senza nulla togliere a ciò che è venuto prima e che indubbiamente è stato la base per ciò che sta avvenendo oggi, denota lo sviluppo di una sensibilità ben più profonda e sostanziale di quella passata.

Altrettanto bene io so di fare parte proprio di una delle generazioni più critiche da questo punto di vista, cioè di quelle che si sono trovate più spaesate, disorientate e perse: i miei coetanei ed io guardandoci intorno abbiamo visto sempre e solo macerie, vuoto, torri che crollavano, valori che perdevano senso, persone i cui occhi negli anni si spegnevano per colpa dell'alcool, delle droghe, degli psicofarmaci e/o della depressione dilagante. Nessuno che sia nato in Occidente dagli anni '80 in poi ha conosciuto ideali politici, masse di persone unite verso uno scopo, nazioni da ricostruire allegramente e con solidarietà, né tanto meno valori da preservare: dalla fine dello scorso millennio c'è stato solo il vuoto – vuoto di senso, di significato, di rapporti, di obiettivi e anche di sogni e sentimenti. L'unica terra da ricostruire che via via è emersa in tutta la sua magnificenza e drammaticità è l'essere umano stesso, che sopravvissuto a violenze, povertà, guerre, mutamenti alla velocità della luce e intossicazioni di ogni sorta, ne esce devastato, stanco e privo di energie: un'anima assolutamente alla deriva.

Detto ciò, tutti siamo vivi, e in quanto tali siamo predisposti per natura a creare laddove c'è spazio vuoto, a dare forma al potenziale latente che percepiamo e a rinascere dalle nostre ceneri ogni volta che la vita ci invita a farlo, per l'eternità.
Così si sono diffusi percorsi interiori di ogni genere e forma: psicologia, psicoterapia, tecniche new-age, Yoga, arti marziali, arte-terapia, Counseling, discipline antichissime e rielaborazioni contemporanee volte a supportare ciò che più ne ha bisogno – l'essere umano per l'appunto – sostenendolo nel suo processo, mettendogli a disposizione degli strumenti concreti, offrendogli attenzioni, cure e possibilità in quanto preziosa sfera che più necessita di energia, nutrimento, purificazione, rinnovamento e vita. Tra questi percorsi è nato anche il Coaching.

Il Coaching è un'attività che si sviluppa a partire dallo sport per poi ampliarsi nell'ambito del benessere nella sua accezione più ampia, il quale implica necessariamente lo sviluppo del potenziale umano in tutte le sue molteplici sfaccettature: salute fisica, equilibrio mentale, pace interiore, gratificazione, accesso alle proprie risorse (creative, professionali, relazionali, affettive, sociali, etc.) e loro impiego nella vita quotidiana.
Il dato interessante è che, laddove le abilità logico-razionali sono

misurabili tramite il famoso quanto ormai superato "quoziente intellettivo", e le capacità di gestire le emozioni rientrano nella cosiddetta "intelligenza emotiva", le facoltà responsabili dello sviluppo della persona a livello sociale fanno parte di quella che è stata codificata con il nome di "intelligenza spirituale-sociale".

Il Coaching si differenzia dalla psico-terapia e dal Counseling in virtù di una sua caratteristica e modalità operativa molto precisa: venendo dallo sport, esso si configura come un vero e proprio allenamento.
Nel Coaching non ci interessa l'indagine sulle ragioni recondite per cui si sono prodotti certi atteggiamenti e comportamenti, non perché non siano importanti (ovviamente lo sono) ma semplicemente perché non rientrano nel suo campo di pertinenza; la priorità è esercitarsi attivamente nel rendere operative certe risorse personali, nel manifestarle, esprimerle, valorizzarle e metterle a frutto. Questo facciamo nel Coaching: ci esercitiamo, perennemente, in modo concreto, stimolante ed edificante – e per quanto mi riguarda possibilmente anche piacevole e divertente!
In questo allenamento ci serviamo di tanti strumenti diversi, ognuno attingendo al proprio background personale e alla propria creatività: tecniche fisiche o artistiche, giochi di ruolo, test, esercizi di comunicazione, attività all'aperto, discipline sportive vere e proprie e via dicendo – tutto può essere utilizzato per sollecitarsi e sostenersi, per facilitarsi a rimanere in cammino per così dire, a continuare quell'esercizio che in ultima analisi ha un solo fine: diventare chi si è veramente.

Così arriviamo a toccare un punto fondamentale nel mio personale modo di approcciarmi al Coaching: non si tratta mai di allenarsi per essere migliori, diversi e/o sempre al meglio – questo a mio avviso genera soltanto frustrazione, stress e delusione, oltre a partire dall'assunto di base, assolutamente errato, per cui come siamo per qualsiasi ragione non andiamo bene, non funzioniamo; si tratta di esercitarsi a essere chi siamo veramente, perché nell'equilibrio globale la natura ci ha conferito esattamente tutte le qualità e le caratteristiche che dovevamo avere – non può essere diversamente: la natura ha una sua intelligenza intrinseca che è potentissima, e alla quale ognuno di noi volente o nolente sottostà, poiché le appartiene come tutto il resto (animali, piante, fuoco, aria, etc. etc.).

Le nostre risorse, quindi, sono già perfette così come sono: presenti nella misura e nella proporzione più opportune, calibrate con l'ambiente esterno in cui ci troviamo ed equilibrate anche rispetto alle altre persone

11

con cui di volta in volta ci troviamo a interagire, cooperare e collaborare; si tratta solo di coltivarle giorno dopo giorno, altrimenti esse perdono progressivamente energia, fino a ritrarsi nel livello latente e a risultare poi, per un certo periodo più o meno lungo, non disponibili.

Io mi sono laureata in Sociologia scegliendo l'indirizzo antropologico-interculturale; avendo una spiccata vocazione nel campo del sociale ed essendo fortemente interessata allo studio, mi sono trovata benissimo!
A un certo punto dei miei studi universitari, tuttavia, riconoscendo che la mia personale gratificazione è strettamente connessa alla realizzazione di attività utili al prossimo e in generale alla società, mi sono trovata a chiedermi di che cosa secondo me avesse bisogno la collettività di cui io facevo parte e della quale avevo approfondito caratteristiche, dinamiche, criticità e problemi. La risposta, immediata e univoca, è stata "spiritualità".
Naturalmente essa non era da intendersi in assoluto, riguardando più che altro di cosa avesse bisogno la collettività *tra ciò che io avevo da offrirle*; in ogni caso, nell'applicarmi per creare un ponte tra questa mia fervida e chiara intuizione e la mia personale formazione, sono giunta all'elaborazione di un metodo formativo a cui ho dato il nome di S-Coaching®. Il suo scopo è lo sviluppo dell'intelligenza spirituale-sociale.
Ovviamente già l'espressione in sé mi donava una stupefacente conferma di ciò che avevo colto con il mio intuito: le due sfere, la spirituale e la sociale, in verità sono la stessa.
Questa è la prima acquisizione basilare per poter affrontare la lettura di questo libro con cognizione di causa e soprattutto in modo fecondo, cioè prendendo nutrimento da esso, affinché ciò che io propongo e offro possa essere utile e servire al proprio sviluppo e alla propria realizzazione.

Un altro tassello fondamentale per godere dei frutti di questo testo e in generale dell'S-Coaching® è il seguente: la realtà naturale.
Come accennato precedentemente, infatti, non ha molto senso porsi degli obiettivi in contrasto con i propri desideri, valori, talenti e abilità: ci si destinerebbe al fallimento, all'insoddisfazione e all'infelicità in men che non si dica! Mentre ha senso partire da sé: da chi si è, dalle risorse che si hanno a disposizione e dalle effettive capacità e potenzialità su cui si sa di poter contare – questo funziona! questo ha successo! sia in termini razionali sia dal punto di vista umano, e tanto per l'individuo quanto per la collettività.

Per attingere a tale piano di realtà, tuttavia, non è sufficiente appellarvisi o volerlo, in quanto la mente è il regno dell'illusione e, si sa, essa è capace di dare forma a distorsioni, fantasie e sogni di ogni sorta, e anche di convincerci che ognuno di essi è pura verità condivisa! Ragion per cui, facendo riferimento esclusivamente al piano mentale, il rischio sempre dietro l'angolo è di raccontarci delle belle favole che non corrispondono affatto alla nostra realtà quotidiana: da lunedì mi metterò a dieta e in due mesi dimagrirò dieci chili; non accetterò mai più un invito a cena da un uomo di questo genere; la prossima volta che mi faranno una proposta lavorativa di tale tipologia io giuro che risponderò in questo modo! Buonissimi propositi che si perdono nei regni dell'etere, perché è ad essi che appartengono già dal principio, non facendo evidentemente parte della propria realtà naturale. Il che, sia ben intenso, non significa che non si può dimagrire dieci chili, evitare un certo tipo di uomini o rispondere in un determinato modo a un'offerta professionale, ma che non è quello l'atteggiamento con cui lo si farà. Anzi, il fatto che si fallisca subito è una gran fortuna: diversamente ci si illuderebbe, come capita a molti forti personalità, di poter controllare l'esistenza, il che è decisamente falso. Ed è esattamente per questo motivo che quell'atteggiamento non funziona: perché non è una questione di controllo, di disciplina o di sforzo. I risultati più di successo emergono, non vengono prodotti ma solo invocati; essi prendono forma con spontaneità e semplicità perché non riguardano ciò che noi facciamo, ma ciò che noi siamo, ciò di cui la vera natura di ognuno di noi è portatrice.

Io posso coltivare il mio talento studiando, formandomi e investendo su di esso, oppure no, certamente! Posso darmi credito, fiducia e possibilità oppure negarmeli, ma la mia natura e la mia vocazione resteranno identiche dalla mia nascita alla mia morte, e se voglio perseguire la via della realizzazione, della felicità e del successo, io posso contare solo su ciò che sono: puntando su ciò che *non* sono ma che potrei diventare (illusione!) io spenderò moltissimo tempo e mille energie solo per scoprire che quella è la strada sbagliata, e che quella giusta è puntare su chi io sono già.

Ma come faccio a sapere, o quanto meno a intuire, chi sono? Non è una questione da poco, si sa: molti di noi dedicano una vita intera a tale ricerca!
Posto che, per l'appunto, si tratta di una ricerca e non di un test psico-attitudinale, e che si possono avere dei segnali su chi si è e non delle certezze assolute, di sicuro uno dei riferimenti migliori a cui possiamo appellarci per rimanere aderenti al piano di realtà è il corpo.

Il corpo è diverso dalla mente: il corpo parla chiaro. Una gamba o la pancia che fanno male o sono irritate non lasciano spazio a interpretazioni e punti di vista di ogni sorta: inviano segnali chiari e precisi. Uno stomaco disgustato per la maggior parte della giornata, un petto quasi sempre chiuso, un fisico rigido, delle gambe forti, delle spalle possenti o un bacino flessibile, a ben vedere comunicano messaggi estremamente precisi: occorre solo conoscere il loro linguaggio per saper codificare cosa essi stiano esprimendo.

Esercitandosi in questo genere di sensibilità il rischio di errore si riduce al minimo: diviene molto improbabile che io mi persuada di fantasie senza alcun fondamento perché intercetto un fondamento che ha già preso... corpo, per l'appunto!

Non è un cammino né rapido né a buon prezzo – ci tengo a essere onesta su questo: è una strada lunga che richiede presenza, dedizione e molte energie, in termini di tempo, attenzioni e denaro. Ma è l'unica che conduca alla realizzazione e allo sviluppo di sé e delle proprie potenzialità, quindi a differenza di molte altre vie che non portano da nessuna parte, vale la pena di applicarcisi.

Partire dal corpo; questo è uno dei pilastri dell'S-Coaching®.

E la mente? La mente secondo i Buddhisti è uno dei sensi, come il tatto, la vista e il gusto; io sono pienamente d'accordo. Essa può essere utilizzata per osservare, riordinare, calcolare, fare strategie e contemplare così come l'udito viene usato per ascoltare, ma è un territorio troppo ristretto per poter avere una qualche rilevanza intrinseca, almeno rispetto al contributo che invece può offrire il corpo.

Mentre possiamo certamente includere tra le grandi risorse di base quella che gli antichi chiamavano "psiche"; essa include la razionalità e l'irrazionalità, l'emisfero sinistro e il destro, l'io con cui sogniamo e immaginiamo così come quello con cui elaboriamo e pianifichiamo.

Il cosiddetto corpo psichico, dunque, è potente: racchiude in sé numerose potenzialità, è una dimensione fondamentale dell'essere umano e ben conosciuto e direzionato può rivelarsi un enorme bacino di risorse e possibilità; in questo libro, quindi, una sezione intera sarà dedicata anche a lui, oltre che al corpo fisico, essendo quest'ultimo la nostra parte materica, densa, femminile e collegata alla terra, e il primo la nostra parte eterea, impalpabile, maschile e connessa al cielo.

Ci tengo a sottolineare nuovamente un punto molto importante: nell'S-Coaching® non ci interessa minimamente indagare e/o analizzare le mille ragioni per cui nel tempo si è prodotto un certo atteggiamento e comportamento a livello psichico – non solo non fa parte delle competenze di un coach, ma non è assolutamente rilevante ai fini dell'obiettivo, che è esercitare le risorse che si hanno a disposizione, senza

14

alcuna valutazione né giudizio di valore rispetto alla loro natura e provenienza. Ciò concretamente può significare per esempio che, se una persona a causa di particolari vissuti sessuali ha sviluppato delle tendenze sopra le righe, il ruolo del coach e l'allenamento della persona assieme al coach non consisterà nel comprendere le dinamiche e le sofferenze che ne stanno alla base, ma nel valorizzare quelle caratteristiche come risorse che in sé hanno un potenziale – esse verranno trattate come un'energia: l'energia non è né positiva né negativa di per sé, i suoi effetti dipendono da come la si utilizza, e nel Coaching questo importa, come usare una certa qualità interiore in modo che essa prenda la forma di una risorsa piuttosto che di un limite.

Come tutte le tradizioni antiche ci ricordano, alto e basso, destra e sinistra, cielo e terra danno il meglio di sé quando entrano in relazione – questo ci indicano le sacre coppie della tradizione indiana, per esempio, o di quella etrusca, così come le cosmologie, le fiabe e tutti i millenari insegnamenti sui pilastri basilari della vita sulla Terra. Ed è qui che entra in gioco il cosiddetto corpo energetico, ossia il piano di relazione tra il corpo fisico e quello psichico, tra la parte femminile e la maschile, tra gli istinti, le passioni e le emozioni da una parte, e i sentimenti, i valori e gli ideali dall'altra.

Nel corpo energetico – che è il territorio a cui punta l'S-Coaching®, la sua meta ultima che ne definisce l'identità – ha luogo il dialogo tra tutto ciò che di noi si esaurisce sul piano ordinario e visibile (costituzione fisica, stato di salute, risorse materiali, educazione, formazione e via dicendo) e tutto ciò che invece dimora su un altro livello (sogni, intuizioni, vision e mission, coincidenze, inconscio, etc.), riunificando tutte le dualità, rendendo pienamente disponibili tutte le nostre risorse naturali e ricordandoci che siamo un'unità, un'integrità, un'armonia perfetta in sé, a cui servono solo lo spazio e l'energia necessari per venire a galla, per manifestarsi ed esprimersi.

Corpo fisico, corpo psichico e corpo energetico in questo testo – così come in tutti i percorsi di S-Coaching® - saranno degli strumenti di conoscenza di se stessi e delle leggi universali che regolano la vita sulla Terra.
La nostra parte divina, infatti, dialoga di continuo con quella animale, con più o meno consapevolezza, ritagliandosi all'interno del recinto segnato dai nostri incancellabili limiti uno spazio di riflessione, creazione e azione che effettivamente nel corso degli anni si può via via ampliare: con un'adeguata formazione, fatta di introspezione, tecnica, dedizione, perseveranza, studio e fiducia, si può giungere a degli stati di coscienza

sempre più profondi e ampi, si può attingere a nuove fonti interiori ed esteriori, si possono conquistare nuovi territori che costituiscono la vita umana – arrivarci, esplorarli e infine conoscerli e abitarli. Così l'involuzione, che era iniziata in una vita povera e vuota per ricondurre lo spirito alla carne, abbraccia l'evoluzione, la trasformazione della carne stessa, ed energia e materia si intrecciano l'un l'altra, plasmando ciò che noi chiamiamo realtà.

Questo è volare molto in alto; ora torniamo con i piedi per terra e concentriamo l'attenzione sulla prima in classifica tra tutte le realtà in assoluto più fondanti per noi – una realtà mendace, distorta e fuorviante ma nondimeno verissima, incontrovertibile e innegabile per tutti: l'io.
In questo libro ci concentreremo sull'io, sulla sua attivazione, esperienza, manifestazione ed evoluzione, con l'obiettivo di manipolare attraverso il microcosmo di uno spazio umano gli elementi della natura che sono in nostro potere, plasmando la nostra vita sulla Terra proprio così come più ci piace.
Al contempo disegneremo la mappa di un metodo utile ed efficace per orientarsi e muoversi nell'interiorità, dando perennemente forma a una ricerca vitale e benefica, nonché a se stessi in generale come esseri umani sani, ben predisposti e con buone probabilità di successo. In questo consiste la forma-azione.

Questo testo è costituito da quattro sezioni, di cui una iniziale teorica e tre successive pratiche. Queste ultime a loro volta si riferiscono alle tre dimensioni basilari dell'essere umano e a tre culture diverse che hanno significato molto nella mia esperienza e crescita personale: la prima parte è dedicata all'esercizio individuale, all'India e allo Yoga; la seconda al piano filosofico e artistico, etereo e astratto, con la recitazione e la mia terra, l'Italia; la terza si concentra sulla sfera relazionale e sociale, con lo sciamanesimo andino e il Perù.
In ogni sezione ci saranno tre focus trasversali, che attraverseranno tutti i capitoli e gli esercizi proposti: corpo fisico, corpo psichico e corpo energetico.

Ho scelto questa metodologia per delle ragioni precise:

1) comunicare l'universalità e la flessibilità dell'S-Coaching®, il quale può essere utilizzato servendosi di tecniche di qualsiasi provenienza e forma, a patto di transitare per alcuni step fondamentali, che diverranno chiari – se non lo sono già diventati – procedendo nella lettura e nella sperimentazione personali;

2) offrire più punti di vista sull'esercizio che il Coaching in sé propone: ci si può allenare in dei momenti ad hoc o durante la propria routine quotidiana, con una tecnica semplice o con una articolata, stando in movimento oppure fermi – questo dipende dalle proprie possibilità e propensioni, nonché dalle fasi della vita – ma in un modo o nell'altro bisogna attivarsi e avere un metodo;

3) chiarire tramite degli esempi concreti e specifici che i tre livelli (fisico, psichico ed energetico) si applicano e configurano nell'ambito dei diversi metodi e delle varie culture di riferimento, essendo delle sfere comuni a tutti gli esseri umani, di ogni luogo, epoca e mentalità.

Corpo, psiche ed energia

Corpo fisico

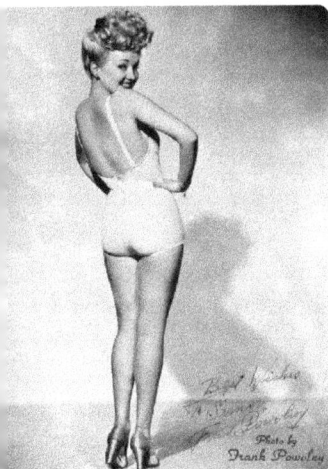

Il corpo fisico è quell'immensa, organizzatissima e perfettamente sincronizzata megalopoli dentro cui ogni giorno noi abitiamo. Una megalopoli fatta di quartieri, ognuno con la propria identità e funzione: apparato digerente, apparato riproduttivo, sistema cardio-vascolare, sistema respiratorio e via dicendo. Una megalopoli in cui vi sono strade che connettono vari territori tra loro, come le vene, le arterie e i legamenti, e in cui i lavoratori (organi, molecole e cellule) hanno un unico supremo obiettivo, costantemente: mantenere un buon livello di salute, armonia ed equilibrio, onde poter sopravvivere e godere il massimo grado di piacere possibile.

Ogni parte del nostro corpo, a prescindere da quanto ne siamo coscienti, ha un solo scopo: il benessere. Anche la malattia e il dolore servono a questo: a ristabilire l'armonia e l'equilibrio, eliminando o trasformando – a seconda di cos'è più conveniente, efficace e di lunga durata – le dinamiche contro-producenti. Contro-producenti rispetto a cosa? Rispetto alla vita, alla salute e al piacere; questo è il campo di pertinenza del corpo fisico.

Come tutte le tradizioni antiche ci ricordano, il corpo fisico può diventare anche la nostra gabbia: l'identità umana va ben oltre il corpo fisico, e identificandoci con esso, facendo coincidere noi stessi col nostro corpo fisico, ci perdiamo alcune tra le più raffinate delizie dell'esistenza.
Allo stesso tempo, immaginando di dimorare in qualche altro luogo, diverso dal corpo fisico, non facciamo altro che nutrire una profonda e pericolosa illusione: quella di poter esistere al di fuori di esso. Non è così.

Da qui possiamo comprendere chiaramente a cosa serve il corpo fisico: a esistere sul pianeta Terra. Il corpo fisico è il nostro recinto, il limite del nostro territorio, e solo grazie a quel limite noi possiamo esistere,

19

possiamo avere un'identità; diversamente, senza quel limite strutturale, semplicemente non esisteremmo, non ci saremmo, non ci distingueremmo dal tutto (dall'aria, dal cielo e dalle montagne). Ecco il senso dell'espressione "stare fuori", il cui significato è diverso da quello di "essere fuori di testa": quando si dice "stare fuori" si intende abitare talmente tanto fuori dal proprio corpo fisico da non aderire più al piano di realtà.

Il corpo fisico, però, può anche rivelarsi un limite troppo grande per poter sperimentare il benessere; è questo il caso delle persone affette da una malattia, per esempio, di quelle in carcere o, più in generale, di tutti coloro che si costringono in una condizione fisica segnata talmente tanto dalla tensione che l'esperienza del piacere è molto difficile da provare, talvolta pressocchè impossibile.
Abbiamo a disposizione informazioni molto precise e oltremodo illuminanti rispetto a questo:

1) il bambino impara ad amare la mamma nella misura in cui lei provvede al soddisfacimento dei suoi bisogni fisici, mettendolo nella condizione di provare il maggior piacere e benessere possibili. È questa esperienza che, raffinandosi nei suoi significati e forme con la psiche e la cultura, da adulti noi chiamiamo "amore". L'amore sorge dal piacere; diversamente, si tratta di qualcos'altro, e nella vita capita a tutti di dover fare i conti con questo qualcos'altro, di doverlo riconoscere e differenziare dal vero amore.

2) Provare piacere – e dunque anche amore – è possibile solo a partire da un preciso meccanismo fisico, il cosiddetto "riflesso orgasmico". Tale riflesso, squisitamente corporeo, è la porta tramite cui si accede non solo al piacere ma anche alla vitalità, alla creatività, alla sensibilità profonda, all'intimità e alla fecondità, fisiche, psichiche e spirituali-sociali.

3) Il riflesso orgasmico ha luogo nel bacino; si può espandere in tutto il corpo fino alle sue estremità ma può avere inizio solo nel bacino.
   Una piccola digressione, piccoli spunti evocativi per intuire il ruolo decisivo di questa parte del corpo: il bacino è un bacino per l'appunto; ma di cosa? cosa contiene? Energia.
   Nel bacino c'è l'osso cosiddetto "sacro", nel quale secondo la tradizione dello Yoga dimora l'energia kundalini, rappresentata da un serpente arrotolato su se stesso. Cosa simboleggia questo serpente? La potenza e la conoscenza, così com'è per Adamo ed

Eva al tempo della mela.

Nel bacino ci sono anche gli organi tramite cui si dà la vita!

4) Un bacino agile, flessibile e dinamico è capace di attivare e far scorrere nel corpo una gran quantità di piacere; un bacino bloccato, al contrario, consente di provarne molto poco. Più questa zona è contratta, tesa e statica, meno si può godere della vita, del piacere e dell'amore; più è libera, più se ne può godere. Lo stato a cui mi riferisco, ci tengo a precisarlo, ha ben poco a che vedere con il sesso: si può fare molto sesso e provare molto poco piacere/amore, come si può essere in astinenza da anni e goderne di continuo.

La condizione migliore, quella che più ci permette di stare bene, varia da persona a persona, ma ha un pattern di base: è sempre un'alchimia tra l'essere strutturati e l'essere aperti.

Un corpo, per vivere nel benessere, deve incarnare una giusta dose di struttura (il limite che dà identità, stabilità, e protezione) e, al suo interno, massima libertà (apertura, flessibilità e dinamismo).

Nella tradizione dello Yoga il corpo fisico è considerato il tempio dell'anima, letteralmente: un luogo il cui senso primario è ospitare l'anima, contenerla e darle una dimora degna della sua innocenza, nobiltà e purezza. Per questo la salute e la cura sono ritenute tanto importanti e sacre: perché sono vissute come una serie di piccoli rituali quotidiani attraverso cui garantire il maggior benessere possibile all'anima.

Quest'ultima, a sua volta, è concepita come l'essenza dell'essere vivente, in quanto unico punto di riferimento eterno, costante e stabile: solo identificandoci con l'anima, solo riconoscendo in essa la nostra più vera identità, possiamo vivere riccamente, appagati e sereni.

Una volta acquisita la consapevolezza dell'estrema e imprescindibile importanza del corpo fisico diviene basilare apprenderne il funzionamento, imparare a conoscerlo, a dialogarci e a padroneggiarne alcuni movimenti e funzioni, onde potersene prendere cura al meglio.

Corpo psichico

Il corpo psichico funziona in modo alquanto diverso da quello fisico ma è coinvolto nello stesso grado nel tipo di esercizio proposto con l'S-Coaching®; perciò è importante conoscerne le dinamiche e le risposte particolari. Se non se ne sa abbastanza, se non si ha sufficiente esperienza con il corpo psichico, si può incorrere in vissuti spiacevoli, che fanno soffrire o che turbano – non c'è nessuna ragione per costringersi a tali esperienze, che con gli opportuni riferimenti di base la maggior parte delle volte si possono evitare.

Non occorre laurearsi in Psicologia per imparare quali sono i meccanismi basilari della psiche in generale, né tanto meno per approcciarsi alla propria psiche in modo specifico; è sufficiente leggere dei buoni testi e contemplare se stessi durante la pratica della consapevolezza e della presenza: l'auto-osservazione porta a contatto con il proprio piano di realtà, ossia con i contenuti della propria psiche, e i libri aiutano a riordinare le idee, a inserire le informazioni raccolte su se stessi all'interno di strutture concettuali valide, efficaci e possibilmente costruttive – e qui arriviamo al fondamentale passaggio successivo: le credenze.

I luoghi della nostra psiche sono per lo più oscuri, inconsci, assolutamente al di fuori della nostra portata: è dimostrato ormai da molti anni che noi esseri umani siamo governati per lo più dall'inconscio, e in maniera spropositata!

In ogni caso ci resta a disposizione una piccola porzione di coscienza, la quale effettivamente può assumere un ruolo decisivo nell'orientare la nostra ombra – quell'insieme di forze primordiali e oscure da cui siamo mossi – e nel determinare l'esito finale del loro utilizzo.

Sebbene si tratti di una piccola fetta, dunque, è bene non sottovalutarne l'influenza, in quanto la consapevolezza ha un valore ben più significativo di quanto possa risultare dai numeri!

Una delle azioni che possiamo mettere all'opera durante l'esercizio della nostra consapevolezza consiste nel coltivare interiormente delle credenze

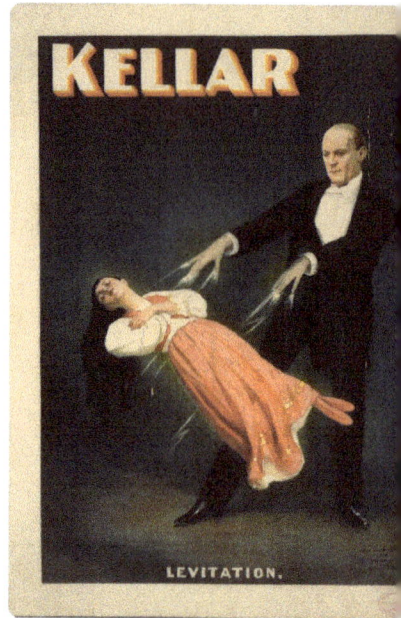

costruttive, che ci sostengano e nutrano, dandoci gli stimoli giusti e incoraggiandoci con dolcezza. Ognuno deve trovare gli input migliori per sé e deve crearli volta per volta; possono essere immagini, ricordi, colori, parole, qualsiasi oggetto psichico va bene, l'importante è che nel momento presente funzioni per mantenersi presenti e ben predisposti nei confronti dell'esperienza che si sta vivendo.

Alcuni giorni sarà meglio usare parole tenere e melliflue, per esempio, in altri si rivelerà più opportuno un atteggiamento energico ed entusiasta, altre volte ancora forse sarà più efficace ristabilire continuamente il vuoto e il silenzio dentro di sé – tutto ciò si scopre mentre ci si allena.

È fondamentale comprendere che un tale genere di atteggiamento è possibile solo laddove come base ci siano delle credenze di base edificanti rispetto a se stessi, alle proprie possibilità, alle potenzialità e alle risorse interiori di cui si dispone e in generale alla vita; se questi presupposti mancano è necessario prima di tutto recuperarli, da soli se si è in grado di farlo oppure assieme a un professionista – uno psicologo, uno psico-terapeuta e via dicendo.

Le credenze non vanno subite, anzi: la cosa migliore è prendere in mano le redini della propria psiche (per quel che è possibile) ed esercitarsi a governarla – in questo modo si potrà decidere di lasciarla libera quando lo si desidera, ma anche di focalizzarla, di essere presenti, di ricordare, di imparare e all'occorrenza anche di trasformare. Queste ultime funzioni, come tante altre, sono proprie del corpo psichico; esse tuttavia non scattano in automatico ma vanno apprese, va appreso il modo di attivarle, mantenerle, disattivarle, intensificarle o di affievolirne l'azione. Con l'esercizio e lo studio si può arrivare ad avere una discreta maestria di movimento all'interno del proprio ambiente psichico, o quanto meno a essere sufficientemente avvezzi ad affrontare nel miglior modo possibile i vari stati della psiche.

La psiche è intensamente e direttamente in contatto con le emozioni, che ovviamente emergono anche durante gli esercizi nell'S-Coaching® - così come in qualsiasi altro momento della vita; la loro potenza ed energia possono essere usate in modi costruttivi oppure distruttivi, a seconda della propria intenzione e abilità. Le emozioni, in ogni caso, vanno tenute in debita considerazione, per tre motivi fondamentali:

1) per restare aderenti al proprio piano di realtà sapendo, per esempio, che se si è di umore particolarmente triste si ha poca energia, si tende all'inerzia e perciò sarà questo il proprio punto di partenza;

2) per trovare l'atteggiamento migliore nei confronti delle proprie emozioni: in alcuni casi è bene osservarle, in altri usarne la carica per le tecniche stesse, in altri ancora la via migliore sarà spostare l'attenzione su un altro oggetto mentale, diverso dall'emozione in questione – ciò fa parte del prendersi cura di se stessi perché, è bene ricordarlo, la psiche è molto potente, e se sottovalutata può giocare talvolta scherzi divertenti, ma anche delle brutte esperienze;

3) per apprendere con gli anni l'arte di usare le emozioni per caricare di intensità la propria pratica di crescita e sviluppo personale, e in generale la propria presenza, per darle profondità, ampiezza di orizzonti e vitalità.

Corpo energetico

Anche il corpo energetico come gli altri due ci rende omogenei, tutti uguali: ha le sue leggi inerenti, naturali e immodificabili, le sue dinamiche interne, e tutto funziona nello stesso modo per ogni individuo. Nessuno è speciale, originale o diverso in questi ambiti: facciamo tutti parte del pianeta Terra e i nostri corpi, le nostre coscienze e le nostre energie funzionano tutti allo stesso modo.

Detto ciò, la precisa alchimia con cui in una persona si mescolano informazioni di fatto potenzialmente infinite non può che essere unica e assolutamente irripetibile.

Per questo, accanto a delle leggi universali e inequivocabilmente valide per tutti noi, c'è sempre un equilibrio originale, una manifestazione peculiare di un individuo e solo sua.

Questa è una delle ragioni per cui nel corso di un allenamento di Coaching si può correggere e descrivere qualcun altro soltanto per ciò che concerne le leggi universali; le informazioni contenute in tutti e tre i corpi sono al cento per cento soggettive, e solo il diretto interessato può avere (giustamente) la conoscenza e l'autorità per riconoscere, discriminare, valutare, riordinare e integrare i contenuti del suo mondo interiore; nessun altro può farlo nel modo corretto.

In altre parole, possiamo far riferimento a un coach e/o a un testo come questo per comprendere quanto c'è di oggettivo in ciò che riguarda il funzionamento dei tre corpi e delle interazioni tra di loro; ma solo con un viaggio dentro di noi, solo ascoltando la voce del nostro corpo fisico, di quello psichico e di quello energetico potremo progressivamente intuire e cogliere quelle leggi e quelle dinamiche che riguardano solo noi, che solo noi possiamo penetrare, esperire profondamente ed eventualmente vedersi trasformare.

Su questo occorre essere particolarmente responsabili: non ha senso aspettarsi da qualcun altro una risposta seria riguardo a un mondo interiore che è soltanto nostro; questo è un viaggio che dobbiamo fare da soli, non c'è alternativa. Essendo la vita stessa a condurci attraverso di esso, l'unica scelta che obiettivamente abbiamo è sulla *forma* da dare a questo cammino. O meglio, possiamo decidere con quale atteggiamento viverlo, con chi condividerlo, tramite quali attività manifestarlo, ma non se intraprenderlo oppure no – è il viaggio stesso della vita, se si è vivi si è là, non può essere altrimenti; né tanto meno abbiamo la libertà di decidere, come molti purtroppo si illudono, in quale universo muoverci, in quanto oggettivamente l'unico che abbiamo a disposizione è quello che sperimentiamo ogni giorno, e a ognuno tocca il suo.

Questa premessa ci consente di osservare due fatti certi e assai interessanti, di cui ho fatto esperienza io stessa in prima persona e che ho ampiamente osservato negli altri:

1) mentre la salute dei tre corpi dipende da dinamiche, movimenti ed equilibri psico-fisici, la loro evoluzione può avere luogo solo a partire da precise scelte spirituali, le quali rientrano nell'ambito del corpo energetico;

2) se è vero che per gestire il corpo fisico e quello psichico ci basta conoscere e mettere in azione le fondamentali leggi che li regolano, per attivare il corpo energetico serve ben altro: ancora una volta, occorre una profonda scelta spirituale.

Uno dei rischi nel cammino interiore, per esempio, è proprio questo: illudersi di poter raggiungere certi livelli a prescindere da che tipo di persona si è da un punto di vista spirituale. È semplicemente falso, e nelle tradizioni antiche ciò è espresso molto chiaramente: solo attraverso la progressiva riscoperta e la piena manifestazione della propria anima si possono raggiungere le alte vette, anche dal punto di vista fisico e psichico – diversamente si sta facendo della retorica, che può essere intellettualmente stimolante ma i cui obiettivi non hanno niente a che vedere con la profondità, l'ampiezza, lo sviluppo e la magia a cui invece l'S-Coaching® mira per definizione.

Ora possiamo approfondire e definire ancora più chiaramente il corpo energetico.

Sappiamo di essere custodi di varie forme di intelligenza; le più conosciute sono quella logico-razionale – che si misura tramite i famosi test per il quoziente intellettivo – e quella emotiva, codificata e descritta negli anni '90 del secolo scorso, da Peter Salovey e John D. Mayer prima, e da Daniel Goleman successivamente.

Tali classificazioni rientrano in un'unica teoria: la Teoria delle Intelligenze Multiple, a cui ha dato vita Howard Gardner. Nel suo testo "Frames of the Mind" - scritto nel 1983 e conosciuto in Italia come "Formae mentis" - Gardner descrive tra le altre una facoltà detta intelligenza spirituale; riconoscendo le sue caratteristiche è possibile ricondurvi anche la cosiddetta intelligenza sociale: in sostanza si tratta della medesima facoltà.

Vediamo cosa hanno in comune le due, e cosa esse hanno a che fare con il corpo energetico.

Ciò che contraddistingue l'intelligenza spirituale/sociale è la capacità di trascendere il piano individuale, nel senso sia di andare oltre se stessi, sia di concepire, cogliere e legare tra loro le informazioni a un livello superiore rispetto a quello prettamente fisico e materiale, un livello che possiamo chiamare macrocosmico – come osservando noi stessi e il pianeta Terra, i nostri corpi e la natura, le culture e la società *da fuori*, immaginando di guardarli dall'esterno.

Si sa: solo prendendo le distanze dagli oggetti possiamo inquadrarli nel loro insieme, ridimensionarne l'importanza e la funzione e comprendere le leggi naturali che ne regolano l'esistenza e la manifestazione.

Ebbene, il corpo energetico così come l'intelligenza spirituale/sociale sono un altro livello, un piano di consapevolezza diverso rispetto a quello in cui soggiacciono il corpo fisico e quello psichico; potremmo dire che tra questi ultimi due c'è la stessa differenza che c'è tra una mela e una pera, mentre tra questi due e il terzo, il corpo energetico per l'appunto, c'è la differenza che c'è tra una mela e l'aria – entrambe fanno parte del mondo umano ma in modi completamente differenti.

Innanzitutto, mentre ciò che è fisico e psichico può essere osservato, misurato e classificato scientificamente, ciò non può accadere in nessun modo per quanto concerne il corpo energetico: entriamo in un territorio letteralmente magico, dove diviene conoscenza, scienza e maestria ciò che siamo abituati a conoscere, per esempio, coi nomi di alchimia, sciamanesimo e misticismo. Si tratta di un territorio in cui esistono leggi del tutto altre rispetto a quelle scientifiche, non solo altrettanto valide, potenti e interessanti di queste ultime, ma anche nettamente più antiche, e dunque dalla più che comprovata efficacia.

Ciò ci porta alla seguente conclusione: non ha senso scadere nel moralismo affermando che solo alcune scelte pongono le basi per l'evoluzione, lo sviluppo e la crescita, perché semplicemente non è così. Questo cammino, che ripeto segue leggi diverse da quelle che regolano l'esercizio psico-fisico, è totalmente soggettivo: ognuno di noi ha una strada unica, che nessun altro ha, dunque solo noi possiamo sapere cosa funziona sulla *nostra* strada. Non esistono delle persone particolarmente sagge che possono insegnarci a vivere, esistiamo solo noi che siamo continuamente alla ricerca delle informazioni che ci occorrono per rimettere insieme tutti i pezzi del nostro puzzle; non bisogna cercare i più saggi secondo qualcuno o secondo la maggioranza, ma coloro che possiedono proprio quelle informazioni – in termini di conoscenze, abilità, risorse e relazioni – che *noi* stiamo cercando; le si acquisiscono attraverso l'esperienza diretta della relazione e così si va avanti nel proprio cammino, dove possiamo incontrare qualcuno non in virtù del fatto che egli cammina sulla stessa nostra via (impossibile!) bensì perché la nostra via per un certo tratto ha incrociato la sua.

Per questo nell'evoluzione del piano psico-fisico è così importante fare delle scelte spirituali: perché senza una scelta spirituale non si tratta di riconoscere il proprio cammino, ma di averne uno, di cammino! In altre parole, non sto decidendo se vivere in Grecia, in California o alle Barbados, ma se voglio vivere oppure no, se voglio esserci veramente o solo sopravvivere: respirare, mangiare, dormire e fare la pipì. Questa è la portata delle scelte spirituali.

È fondamentale fare chiarezza su questo punto: se si vuole vivere davvero, cioè percependosi profondamente e ampiamente, rinnovandosi sul serio più volte all'anno e non solo superficialmente due volte in tutto nella vita, ciclicamente bisogna fare delle scelte decisive, scelte vere, in cui qualcosa viene scartato, reciso ed eliminato perché qualcos'altro possa ricevere nutrimento e avere spazio, crescendo e sviluppandosi – decidere etimologicamente vuol dire "tagliare via" ed è un passo da ripetere più e più volte se si desidera dare energia ad alcune scelte.

Alla base del processo che porta ad aprirsi fisicamente e psichicamente, per esempio, c'è la scelta di farlo: se sono fermamente convinta che è bene che mi protegga da un mondo cattivo e pericoloso, perché mai il mio corpo e la mia psiche dovrebbero essere disponibili ad aprirsi? Non lo faranno mai, ovviamente, o meglio lo fanno ma solo temporaneamente per effetto di un esercizio, dunque in modo effimero, che scompare presto e dura poco; non nel modo lento ed essenziale che è l'unico stabile e duraturo.

Perché io possa conquistare una maggiore apertura corporea e psichica, dunque in termini di flessibilità, morbidezza e ricettività, io devo scegliere l'apertura prima di tutto a livello spirituale: concretamente, per esempio, potrò essere persuasa del fatto che sono perfettamente al sicuro sempre, o addirittura che tutto e tutti nel mondo sono miei alleati e operano nel bene più assoluto, o ancora che dall'esterno possono arrivare solo cose utili, che io stessa ho attratto, ragion per cui posso stare tranquilla che essere aperta è la scelta migliore. Questi, come tanti altri, sono solo degli esempi del tipo di atteggiamento che sta alla base di un'apertura del corpo fisico e di quello psichico che col tempo acquisisca solidità, che diventi strutturale, parte della persona, una sua conquista che non potrà più perdere.

Alla base della strutturazione, invece, ossia del processo complementare all'apertura, cioè quello che porta il corpo e la psiche a identificarsi, a definirsi, a strutturarsi e a rafforzarsi, c'è una scelta spirituale diversa, basata sempre sulla consapevolezza: scelgo di dire no a una serie di attività e di persone, mi alleno a restringere il mio raggio d'azione (le mie passioni, le occupazioni, le relazioni, etc.) e a rimanere stabile e ferma sulle posizioni che ho scelto, perché so che solo così posso far sì che la mia identità si definisca in modo riconoscibile e solida, solo così posso scoprire chi sono veramente, solo con una struttura solida e forte posso costruire qualcosa e fare la differenza nel mondo.

Osservando la situazione dall'altro punto di vista, infatti, sappiamo perfettamente che di solito le scelte spirituali che stanno alla base della rigidità sono il controllo, la disciplina, l'impegno, il dovere, l'ordine e l'esercizio della volontà, mentre quelle che stanno alla base dell'instabilità sono la fiducia, l'accoglienza, la relazione profonda, l'accettazione e la gratitudine verso tutto ciò che c'è.

Come si può ben notare sono tutte scelte valide, nessuna esclusa, ma soprattutto sono scelte inconsce, che non abbiamo il potere di gestire oltre un certo limite, di cui spesso oggettivamente non siamo coscienti, pur avendone la responsabilità e pur esercitando un effettivo potere su di esse.

Qualsiasi scelta può avere senso e funzionare in relazione a determinate persone, circostanze e fasi della vita, anche se radicale, irrazionale e anticonformista; la differenza sta "solo" nel grado di consapevolezza che noi abbiamo di noi stessi.

L'ultimo tassello basilare nella conoscenza del corpo energetico è questo:

può essere esplorato, sperimentato e messo in azione in modo sano, sereno ed efficace solo dopo che si è raggiunto un certo livello nello sviluppo del corpo e della psiche – uno solo di questi non basta; prima, ci sono solo sogni, illusioni, speranze e credenze, per i quali bisogna necessariamente passare ma il cui potere trasformativo, seppur presente, non è niente in confronto a quello del corpo energetico.

A proposito delle credenze, per esempio, se nel caso del corpo psichico abbiamo visto che esse in una certa misura possono essere selezionate e coltivate da noi a seconda della loro potenziale aderenza rispetto al nostro cammino, conoscendo il corpo energetico attingiamo a un'altra profonda verità, perfettamente descritta in un dialogo nel film "Matrix II Reloaded", tra il protagonista, Neo, e l'oracolo, una signora affettuosa e sibillina che fornisce segnali a Neo per orientarsi:
Neo: «Ma se sai già la risposta, come posso fare una scelta?»
Oracolo: «Perché non sei venuto qui per fare una scelta, la scelta l'hai già fatta; sei qui per conoscere le ragioni per cui l'hai fatta.» (Neo prende il dolcetto dalle mani dell'oracolo)
Oracolo: «Credevo che a questo fossi arrivato ormai.»
Neo: «Tu perché sei qui?»
Oracolo: «Per la stessa ragione: (l'oracolo estrae una caramella dalla borsetta e la mangia) sono golosa di dolci.».

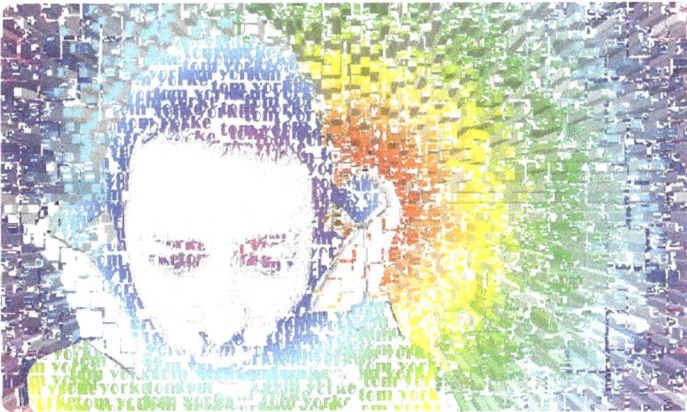

India: lo Yoga

Lo Yoga è uno dei miei più grandi amori. L'ho scoperto da giovanissima ed è stato un colpo di fulmine: l'ho trovato immediatamente in sintonia con me, lo considero uno strumento formidabile per approcciarsi al corpo in modo sano e profondo, è una tecnica completa, efficace e del tutto rispettosa della natura umana. Facendone io largo uso e conoscendone i molteplici benefici, con immenso piacere rendo omaggio all'India, sua terra d'origine, e all'antichissimo lignaggio che si è incaricato di tramandarlo attraverso le epoche, del quale mi sento assolutamente parte.

In questa sezione faremo riferimento a quattro asana (posizioni), li utilizzeremo come strumenti di pratica, sperimentazione e allenamento: Tadasana (la montagna), Padmasana (il loto), Savasana (il cadavere) e Chakrasana (la ruota). Corpo fisico, psichico ed energetico ruoteranno attorno ad essi.

Corpo fisico

Abbiamo detto che un corpo per vivere bene deve incarnare una giusta dose di struttura e, al suo interno, massima libertà. Questo implica che troppa struttura così come troppa libertà corrispondono a un qualche tipo di malessere, dalle manifestazioni più disparate ma pur sempre malessere. Per coltivare la salute, dunque, è necessario puntare all'equilibrio: laddove abbiamo a che fare con un corpo rigido bisogna ammorbidire, sciogliere e liberare, e laddove il corpo in questione è lasso (troppo aperto, dalla struttura debole o instabile) dobbiamo invece allineare, rafforzare e stabilizzare.

Un altro aspetto a cui prestare considerazione è quanto spazio la dimensione corporea occupa nella nostra percezione e vita: se tendiamo a concentrarci molto sul lavoro fisico, è bene esercitarci a spostare l'attenzione anche sugli altri aspetti della pratica (quello psichico e quello energetico), altrettanto di valore, importanti e interessanti del corpo fisico

31

dal punto di vista formativo e dello sviluppo del proprio potenziale; se al contrario tende a prevalere l'attrazione per la dimensione psichica e/o per quella energetica dell'esistenza, allora funzionerà di più stimolarsi a vivere l'esperienza nel corpo, godendone il piacere e gli effetti benefici. Praticare Yoga è un po' come danzare.

Vediamo com'è possibile usare i nostri quattro asana (posizioni di Yoga) di riferimento per rendere operativi tutti questi suggerimenti.

Tadasana, la montagna

Il corpo fisico può entrare nella posizione della montagna rendendo operative le seguenti istruzioni:

1) i piedi sono paralleli tra loro, distanti come le proprie spalle oppure perfettamente uniti, a seconda di come si trova più semplice o piacevole; sono ben radicati a terra, il che vuol dire che i cosiddetti quattro punti di radicamento aderiscono bene al pavimento rimanendo al contempo dinamici, ossia senza spingere verso terra ma anzi ricevendo energia da essa. I quattro punti sono questi: due si trovano sul metatarso dei piedi, uno tra l'alluce e l'indice e l'altro tra il mignolo e l'anulare, mentre gli altri due stanno sul tallone, uno sull'esterno e l'altro sull'interno.
La sensazione che comunica il giusto posizionamento dei piedi sa di stabile e vibrante insieme, fermo ma pronto a scattare con energia e forza; la percezione che si sta scaricando il peso a terra e, contemporaneamente, ricevendo da essa carica ed energia.
Le gambe sono dritte e stabili ma anche rilassate e flessibili: la parte posteriore delle ginocchia è morbida, cosicché l'articolazione mantenga agilità e scioltezza.

2) Il bacino è centrato e libero né in retroversione né in anteroversione, ma nella giusta via di mezzo. Bisogna sentirlo in relazione armonica con gambe e torace, senza spigoli e chiusure; i

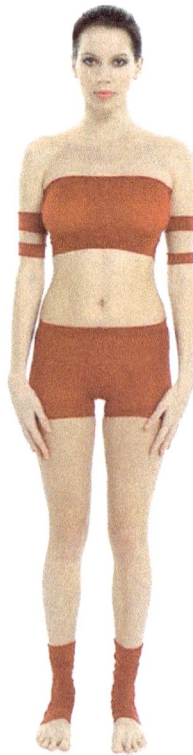

32

flussi interni (di liquidi, aria ed energia) devono transitare agevolmente tra gambe, bacino e torace, senza incontrare impedimenti.

3) La pancia è rilassata ma contenuta, come se la si volesse ritirare un po' in dentro, ma con dolcezza. Anche qui ci dev'essere un passaggio ben tenuto tra la parte inferiore del corpo (bacino e gambe) e la superiore (petto, spalle, braccia, collo e testa).

4) Il petto è aperto e rilassato, anche le spalle sono rilassate, così come le braccia e le mani: tutto è rilassato ma assolutamente attivo, vibrante e dinamico al suo interno.

5) La bocca è socchiusa, in modo che la mandibola sia priva di tensione. Gli occhi sono aperti, con lo sguardo orientato frontalmente e all'altezza della linea del proprio orizzonte. Sulla sommità della testa – per la precisione sulla fontanella – c'è una sorta di antenna, o di filo, che continua a salire in direzione del cielo mentre i piedi restano saldamente radicati a terra.

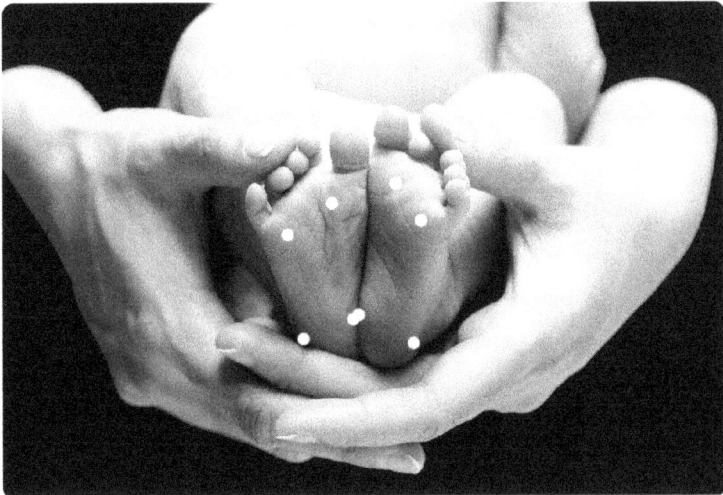

Mantenendo correttamente la posizione, Tadasana agisce sul corpo fisico in tutte le sue potenzialità:

– impostando nel migliore dei modi l'assetto posturale;
– donando stabilità ed estensione;
– rafforzando le principali catene muscolari in una condizione di

rilassamento e morbidezza;

- reimpostando nel modo più corretto possibile le connessioni tra le varie zone del corpo (parte inferiore e superiore; gambe, bacino, busto e testa) cosicché esse comunichino e si sostengano e facilitino l'un l'altra;
- donando centratura, padronanza e allineamento, nonché un proficuo e benefico collegamento con la forza che viene dalla terra tramite i piedi, e con quella che viene dal cielo tramite la testa;
- riequilibrando tra loro il grado di struttura e il grado di libertà, laddove il primo fisicamente corrisponde a rigidità, tensione, forza, resistenza e corazza, e il secondo a scioltezza, flessibilità, agilità, energia e grazia.

Mentre si fa esperienza della posizione della montagna, se prevalgono durezza e rigidità è bene ammorbidire la parte posteriore delle ginocchia, sciogliere il bacino, rilassare la pancia, le spalle, le braccia e le mani; rilasciare la tensione delle mascelle e in generale ammorbidire tutti i muscoli del corpo. Se al contrario è la percezione dell'instabilità e della mancanza di radicamento a prevalere, si va a stabilizzare i piedi, a migliorare l'assetto del bacino, ad allineare l'ombelico, ad assorbire la bocca dello stomaco, a posizionare nel modo giusto la testa e a focalizzare più correttamente lo sguardo; i muscoli in questo caso devono essere invitati alla tonicità e alla prontezza, invece che all'apertura e alla scioltezza del primo caso. In entrambe le situazioni resta un unico obiettivo: la continua ricerca della giusta alchimia tra struttura e libertà.

Padmasana, il loto

La posizione del loto è chiamata anche posizione facile – così è quando il corpo è sufficientemente in salute.
Le istruzioni per entrare nella posizione del loto nel modo più corretto sono queste:

1) Una volta seduti a terra, incrociare le gambe mantenendo il bacino aperto e rimanendo comodi. Non importa se è la gamba destra a stare sopra la sinistra o viceversa, e neppure se si riesce a stare nel cosiddetto mezzo loto (con un solo piede che spunta al centro, tra le gambe) o se si può stare nel loto completo (dove

tutti e due i piedi spuntano al centro); ciò che importa è che il piano delle ginocchia, in posizione, sia più in basso di quello degli inguini.

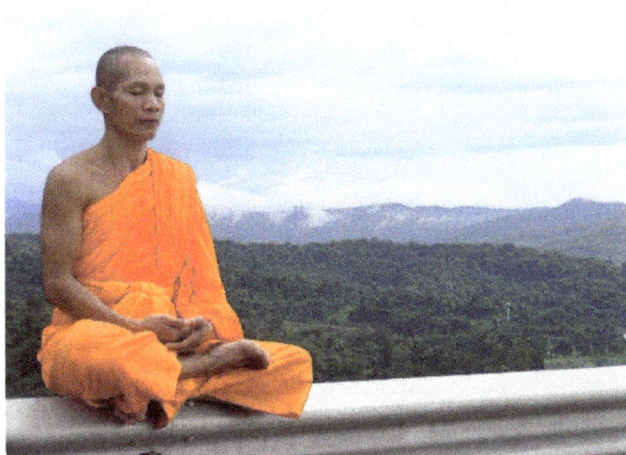

2) Il bacino deve essere stabile e scaricare il peso a terra. Se tende a stare in retroversione si vanno a tirare fuori i glutei con le mani, letteralmente, in modo da sentir poggiare l'ischio bene sul pavimento; se invece il bacino tende all'anteroversione, si va a correggere la posizione del coccige, facendogli fare un piccolo clic verso davanti, come se volessimo mettere un codino tra le gambe.
3) La pancia è rilassata ma anche contenuta, dolcemente.
4) La schiena è dritta, nel senso che mantiene le sue curve fisiologiche senza mai esacerbarle: le cifosi della fascia sacrale e di quella dorsale, e le lordosi della zona lombare e della cervicale.
5) Il petto è aperto e rilassato, così come le spalle, le braccia e le mani: tutto è rilassato ma assolutamente attivo, vibrante e dinamico al suo interno.
6) Le mani poggiano sulle ginocchia, con i palmi rivolti verso l'alto.
7) La bocca è socchiusa, in modo che la mandibola sia priva di tensione; gli occhi sono aperti con lo sguardo orientato frontalmente e all'altezza della linea dell'orizzonte, oppure chiusi. Sulla fontanella c'è un'antenna, o un filo, che continua a salire in direzione del cielo, mentre il bacino si mantiene saldamente radicato a terra.

La posizione del loto dona al corpo fisico molti benefici:

35

- apre e stabilizza il bacino;
- corregge o migliora l'assetto posturale della schiena e del petto;
- apre il petto;
- rilassa tutta la parte superiore del corpo: petto, spalle, braccia, mani, collo e testa;
- posiziona nel miglior modo possibile tra loro bacino, busto e testa;
- dà stabilità, apertura, forza ed estensione, tutto contemporaneamente;
- tonifica molti muscoli delle gambe, del bacino, del torace e del collo, in una condizione di massima sicurezza e semplicità, più o meno alla portata di tutti.

Sebbene la posizione del loto sia chiamata anche posizione facile, non per tutti lo è. Può risultare difficile, per esempio, tenere il piano delle ginocchia più in basso di quello degli inguini; oppure mantenere il corretto assetto del bacino, al centro tra retroversione e anteroversione; spesso è impossibile posizionare nel modo giusto la schiena, a causa di un'iperlordosi importante, di una cifosi dorsale limitante, o ancora per una verticalizzazione della colonna o delle forti tensioni nel bacino. Tuttavia il fattore più rilevante non è quanto ci si avvicini alla perfezione, alla posizione del loto ideale, ma quanto intensamente e profondamente si stia ascoltando il proprio corpo: solo così i propri limiti progressivamente si ampliano – o restringono, a seconda delle necessità – reimpostando con dolcezza ma anche con decisione degli schemi via via sempre più salubri e naturali.
Più ci si muove sui propri confini corporei, dunque raggiungendo il massimo della propria estensione e mobilità articolare, della propria forza ed energia, senza spingere né forzare ma sempre in una condizione di massima salute e armonia, più si gode degli effetti benefici della posizione.

Il lavoro sui confini consiste in due pratiche fondamentali e complementari tra loro:

1) il rispetto verso di essi, verso i propri limiti, ma contemporaneamente anche
2) la dolce e perenne somministrazione di uno stimolo, che per i corpi morbidi è quello ad ampliarsi e a espandersi – in modo da poter, per esempio, estendere di più una catena muscolare o

rilassarsi di più in una posizione – e per il corpi duri è quello a strutturarsi e stabilizzarsi, mobilitando un po' di più la propria forza, mantenendo le direzioni impostate ed esercitandosi a resistere di più in una posizione.

Savasana, il cadavere

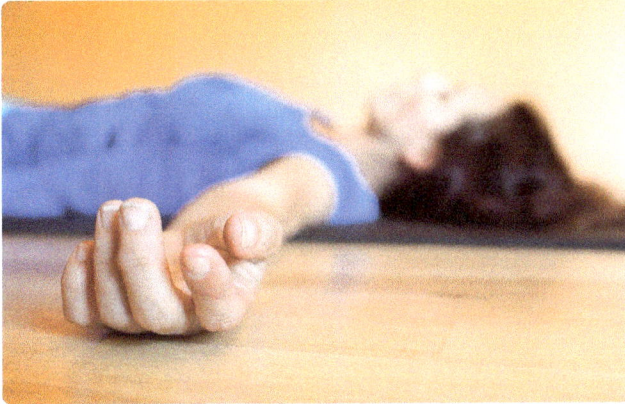

La posizione del cadavere è la posizione di massimo rilassamento, inerzia e riposo in cui può stare il corpo fisico. Si sta sdraiati a terra, supini, tenendo a debita distanza le gambe tra di loro e le braccia rispetto al corpo, in modo da sentirsi assolutamente comodi e rilassati; si deve avere a disposizione un giusto spazio fisico, ovviamente, altrimenti ciò non è possibile. Le mani sono rivolte verso il cielo e lo sguardo è orientato sulla linea dell'orizzonte – che in questo caso è proiettata in alto naturalmente – ma gli occhi sono chiusi.

Per sperimentare la posizione del cadavere nel modo migliore è necessario darsi questi input:

- lasciare che il peso scarichi completamente a terra, mollando qualsiasi contrazione fisica e permettendo ai muscoli di rilassarsi del tutto;
- mantenere la bocca socchiusa, poiché è molto comune che la mandibola si irrigidisca senza che ce ne accorgiamo, ed essendo un cosiddetto "regolatore di tensione", rischia di trasmettere rigidità a diverse altre zone del corpo;

– predisporsi fisicamente al riposo e al recupero, quindi monitorare lo stato di eventuale eccesso di dinamismo o prontezza nel corpo, in modo che muscoli, ossa e articolazioni (soprattutto i muscoli) restino per un certo tempo nella condizione che permette loro di rinvigorirsi.

Quando si prova una sensazione di relax, leggerezza, quiete, riposo e svuotamento, è il segnale che si sta vivendo l'esperienza fisica a cui la posizione del cadavere invita.

Chakrasana, la ruota

La posizione della ruota dal punto di vista fisico è palesemente più complessa e difficile delle altre tre (la montagna, il loto e il cadavere); io consiglio di praticarla solo a coloro che sono a un livello medio-avanzato nell'esercizio dello Yoga, soprattutto perché al livello di principianti il rischio di strappi e dolori di vario genere è piuttosto elevato.

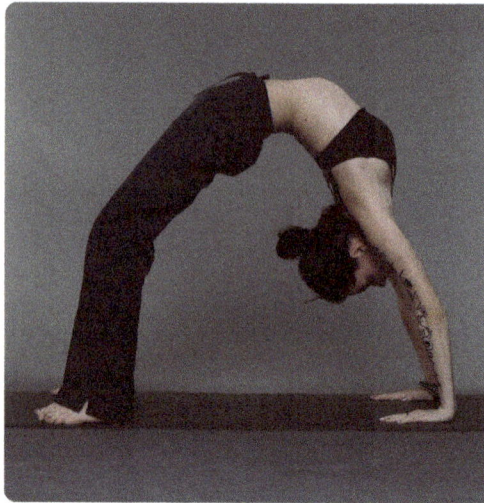

Per prepararsi a entrare nella ruota è necessario seguire i seguenti step, in quest'ordine:

1) sdraiarsi supini, con le gambe piegate, le piante dei piedi ben radicate a terra e i talloni vicini all'attaccatura delle natiche;

2) allineare bene la colonna vertebrale, onde evitare di inarcare eccessivamente la fascia lombare della schiena e/o di comprimere troppo la parte alta del torace;
3) piegare i gomiti e portarli verso l'alto, mentre si poggiano i palmi delle mani a terra, ben aperti e radicati al pavimento, proprio accanto alle orecchie;
4) aprire bene il petto, facendo rientrare le scapole al loro posto e ruotando le spalle verso l'esterno, senza comprimere la cassa toracica.

Da questa posizione, bisogna impostare le giuste direzioni di gomiti e ginocchia, che dovranno muoversi su una linea immaginaria senza divaricarsi né convergere. Si prende un bel respiro profondo ed espirando si respinge con energia il pavimento con mani e piedi contemporaneamente, sollevando bacino e busto e poggiando la sommità della testa (la fontanella) a terra; si inspira di nuovo ed espirando si sale ancora, entrando così nella posizione completa.

Per stare nella posizione della ruota correttamente bisogna accertarsi di

- tenere i piedi ben radicati a terra, in tutti e quattro i punti principali;
- tenere le mani ben aperte e radicate al pavimento, con il peso che scarica non sul lato esterno ma sul palmo, in un punto tra il dito indice e il medio;
- rilassare i glutei;
- portare busto e bacino su con la forza e l'energia che vengono dal respingere il pavimento, e non con la contrazione dei glutei e della fascia dei reni;
- mantenere le giuste direzioni di gomiti e ginocchia, che dovranno muoversi su una linea immaginaria senza divaricarsi né convergere;
- attivare pienamente tutti i muscoli delle gambe e delle braccia;
- contenere la pancia, in modo da mantenere libera la colonna vertebrale nella fascia dorsale;
- tenere il petto aperto, continuando a far rientrare le scapole al loro posto e ruotando le spalle verso l'esterno, senza comprimere la cassa toracica;
- socchiudere la bocca, onde rilassare collo e testa.

Per uscire dalla posizione della ruota senza pericoli, bisogna ruotare un po' il coccige verso l'interno, come portando la coda tra le gambe, e srotolare lentamente la colonna sul pavimento; in questa fase è opportuno rilassare i muscoli, accompagnando il corpo alla stasi e al riposo.

Dopo questo asana è bene concedersi qualche minuto di recupero, in Savasana per esempio, in quanto può risultare molto intenso ed energetico. Allo stesso tempo però anche i suoi benefici lo sono:

- rafforza gambe e braccia, potenziandone anche il radicamento, e dunque impostando le giuste direzioni;
- estende tutta la catena muscolare anteriore, ossia la parte davanti del corpo;
- libera le tensioni nella colonna vertebrale;
- apre il bacino e il petto;
- allinea parte inferiore e parte superiore del corpo;
- rilassa collo e testa;
- dona carica, energia, forza e vitalità.

Corpo psichico

In questo testo con la parola psiche si intende indicare non solo la mente ma anche ciò che siamo soliti chiamare inconscio e quel che intendiamo per coscienza.
A tal proposito uno degli strumenti più decisivi durante la pratica è se, come e quanto si riesce a indirizzare la propria attenzione: un esercizio eseguito con poca presenza psichica è un esercizio a metà, che ha la possibilità di mobilitare ben poche ricorse e potenzialità rispetto a uno eseguito con la piena presenza della psiche. Se, infatti, il corpo è la sede delle energie e delle forze più potenti che abbiamo a disposizione, la psiche è il loro direttore d'orchestra, e se sta in salute ha tutte le qualità necessarie per poterne godere al massimo, per attingervi, per governarne alcune e per utilizzarne altre, al fine di coltivare uno stato di benessere sotto tutti i punti di vista; e *deve* farlo, se non vuole sprecare, disperdere o farsi travolgere dai poderosi impulsi fisici con cui abbiamo a che fare di continuo.
L'attenzione è presenza, vigilanza, sensibilità e ascolto.

Poi c'è la concentrazione, la capacità di tenere l'attenzione su un preciso oggetto (interno o esterno) per un certo tempo; anche questa è una capacità da coltivare, in quanto oltre a rivelarsi oltremodo utile nella pratica degli asana, più in generale è una risorsa preziosissima per la propria vita quotidiana, in tutte le sfere – affettiva, professionale, sociale, etc.

La concentrazione dà la direzione e la visione, che a mio avviso sono tra gli ingredienti più importanti in assoluto per poter vivere un'esistenza che abbia un senso. La direzione del viaggio e la visione in base a cui l'abbiamo impostata valgono molto di più della meta e del suo eventuale raggiungimento.

Un'altra facoltà tipicamente yogica è la contemplazione; anch'essa è uno dei pilastri della pratica con il corpo psichico. In questo caso, invece di far convergere tutta l'attenzione in un punto come nel laser della concentrazione, si lasciano andare le redini rimanendo in lucida osservazione delle proprie dinamiche interiori, discriminando l'una dall'altra e prendendo coscienza di quali sono i loro meccanismi e automatismi naturali.

Si tratta di modi alternativi ma parimenti basilari nell'S-Coaching® per attivare il corpo psichico e per mettere le giuste basi affinché esso si sviluppi e si mantenga nel modo più salutare possibile. Anche nello Yoga l'esercizio della psiche, come quello del corpo e dell'energia, associato a uno stile di vita sano, sostenibile e gradevole, è uno strumento efficientissimo per orientare la propria vita verso il benessere, la felicità e il successo.

Se si tende di più alla chiusura (ossia all'ottusità, alla ristrettezza di orizzonti e all'auto-limitazione attraverso credenze e atteggiamenti interiori) sarà bene invitarsi all'apertura, al superamento dei limiti abituali, alla contemplazione, al silenzio e al vuoto. Se invece la propria propensione è più verso la dispersione, l'evasione o l'assenza dal qui e ora (mancata aderenza al piano di realtà) la via migliore sarà affidarsi alle tecniche di focalizzazione, concentrazione, presenza, ascolto e presa di coscienza.

La tendenza dipende in parte dall'identità soggettiva, in parte dal momento: nessuno di noi è del tutto chiuso o assente, siamo in perenne trasformazione in ogni nostra componente, inclusa quella psichica.

Ognuno di noi inoltre può trovarsi ad avere a che fare con vari tipi di abilità psichiche comunemente definite come diverse – da qui l'espressione "diversamente abile". Diversamente rispetto a cosa? Rispetto alla maggioranza delle persone, semplicemente. Essere diversi non significa essere peggiori né migliori, ma solo differenti: di solito si è peggiori della maggioranza per certe funzioni della psiche, ma allo stesso migliori di essa per altre.

Al di là degli individui realmente definiti "diversamente abili", ognuno di noi in qualche modo si avvicina a tale condizione, fatto che può venire a galla proprio nel corso dello sviluppo del proprio potenziale psichico – d'altronde gli individui avvezzi alle percezioni paranormali spesso sono costretti a patire lo stesso tipo di emarginazione e discriminazione a cui sono sottoposti i diversamente abili. Ma avviciniamoci di più al conformismo, in modo tale da rendere la questione più chiara per tutti: una persona particolarmente emotiva, per esempio, è notoriamente meno lucida della media, dunque di certo ha più difficoltà a spostare l'attenzione su oggetti psichici diversi dalle emozioni, anche quando queste sono inutili o contro-producenti, perciò riesce meno a liberarsi, a espandere i propri limiti, per non parlare del creare il silenzio e il vuoto interiori! Allo stesso tempo, però, il suo processo di crescita è sempre vivo e vibrante, carico di energia, potente e potenzialmente assai fecondo, ricco di possibili effetti interessanti e particolarmente profondi; ciò al di sopra della media degli individui, che attualmente tende più all'aridità e all'iper-razionalità.

Naturalmente questa persona particolarmente emotiva, per esercitarsi nella direzione del benessere deve imparare a convivere con una densità e un peso notevoli, così come ad alleggerirsi quando serve, e a liberarsi dall'eccessiva influenza di questa sfera sulla sua psiche, a svuotarsi e a creare la quiete interiore quando ne ha bisogno; tuttavia essa sa che le sue emozioni dosate con maestria sono una risorsa preziosa, l'importante è esserne padroni o liberi fruitori e non schiavi.

Anche la psiche come il corpo può essere troppo presente o troppo assente nella propria esperienza, nello Yoga, nel Coaching e nella quotidianità in generale.

Nel caso essa tenda a prendere il sopravvento a prescindere dalla propria volontà, è bene esercitarsi a governarla: a conoscerla, dialogarci, imparare a persuaderla, a lasciarsi informare anche dalle altre forze interne, quelle del corpo e quelle energetiche – niente è più pericoloso di una psiche eccessivamente dominante rispetto al corpo e all'anima e alle loro istanze più profonde; possono sorgerne malattie, devianze, dipendenze e squilibri di vario tipo.

La capacità della psiche di prevalere e dominare può essere una salvezza in alcuni casi – quando per esempio si è ingabbiati negli istinti fisici – ma deve anche poter essere esercitata liberamente, a proprio piacimento e non soltanto perché non si riesce a fare altrimenti.

È altrettanto vero che è salubre e vitale ampliare i propri limiti psichici, soprattutto quando l'esperienza ci indica che sono troppo ristretti, che non funzionano più, che non promuovono il benessere nostro e di chi ci sta intorno. In questi casi ben venga l'uso dell'immaginazione, della visualizzazione creativa, dell'apertura e della disponibilità nei confronti degli ampissimi spazi che il corpo psichico può farci conoscere! Ben venga l'esplorazione attiva di particolari stati di coscienza, diversi dall'ordinarietà e proprio per questo possibili chiavi d'accesso alla stra-ordinarietà!

La pratica dello Yoga può essere usata come un potente attivatore del corpo psichico, in un modo più sano e altrettanto intenso rispetto per esempio alle sostanze psico-attive, e più dolce e delicato rispetto a tutte quelle tecniche che prendono la psiche di petto, per così dire, facendole subire una terapia d'urto che a mio avviso difficilmente può esserle di beneficio.

Passiamo ora a scoprire come si può sperimentare tutto ciò sulla propria pelle, in modo diretto e comprensibile, attraverso i quattro asana di riferimento.

Tadasana, la montagna

Il corpo psichico può entrare nella posizione della montagna rendendo operative le seguenti istruzioni:

1) l'attenzione deve circolare in tutto il corpo, per assicurarsi costantemente che nelle varie parti l'energia circoli e che ci sia un generale stato di rilassamento e vitalità;

2) laddove essa riscontri un posizionamento scorretto, una tensione e/o una mancanza di flusso, il corpo psichico si deve mettere all'opera, per riequilibrare la condizione generale e per direzionare la pratica al meglio, dosando i vari ingredienti come un sapiente cuoco li mischia nell'esercitare la sua arte;

3) deve mantenere un sano orientamento e uso delle forze fisiche, cosicché esse operino in modo benefico e facilitino il raggiungimento di obiettivi (di qualsiasi natura) costruttivi e belli;

4) nella posizione della montagna, essendo gli occhi aperti e lo sguardo focalizzato di fronte a sé sulla

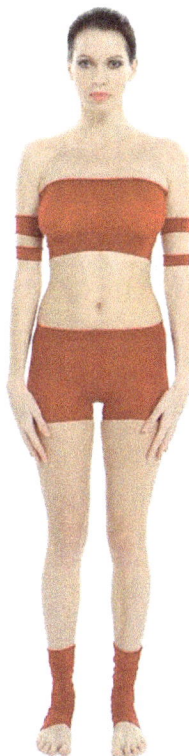

linea dell'orizzonte, il corpo psichico è automaticamente invitato alla condizione di veglia e allo stato di coscienza proprio degli adulti – si tratta di schemi e meccanismi ancestrali: tengo gli occhi aperti quindi sono sveglia, sto in piedi, eretta e ben radicata e quindi sono grande, matura e adulta.

Come agisce Tadasana sul corpo psichico:

–   donando stabilità, ampiezza e concentrazione;
–   rafforzando l'equilibrio e la fermezza, in una condizione relativamente rilassata e aperta;
–   reimpostando nel modo più salubre possibile le connessioni tra le varie zone della psiche così come essa è memorizzata nel corpo fisico: la parte inferiore (istinti, pulsioni basse, emozioni, bisogni) si collega con la superiore (sentimenti, desideri, valori, pensieri), le gambe (stabilità) al bacino (sensibilità, creatività e fecondità), il bacino al busto (consapevolezza, amore e volontà), il busto alla testa (orientamento, chiarezza e capacità di visione): così i vari luoghi della psiche, memorizzati nel corpo fisico, entrano in relazione tra loro e apprendono la via più naturale per coesistere prima, e per sostenersi e facilitarsi l'un l'altro poi;
–   dando una sensazione psichica di centratura, padronanza e allineamento, nonché di proficuo e benefico collegamento da una parte con le forze animali (dell'inconscio, dell'ombra) e dall'altra con quelle divine (della consapevolezza e dell'amore);
–   riequilibrando tra loro grado di struttura e grado di libertà (avviene anche per quello psichico), laddove il grado di struttura corrisponde a rigidità, tensione, forza, resistenza e carattere, e il grado di libertà a scioltezza, flessibilità, agilità, energia e grazia – esattamente come accade nel corpo fisico.

A livello psichico le dinamiche sono identiche a quelle fisiche, ma le risposte opportune sono diverse, in quanto non si agisce solo aggiustando la posizione di alcune parti del corpo ma applicandovi precisi tipi di presenza mentale e di stati di coscienza, che dunque è fondamentale conoscere e imparare a gestire. Inoltre, così come nel corpo fisico troviamo vari livelli di strutturazione, flessibilità, forza, vitalità, salute e via dicendo, nel corpo psichico incontriamo diversi livelli di coscienza; essi corrispondono al grado di ampiezza, profondità, raffinatezza, distanza e coinvolgimento della nostra percezione e rielaborazione: più siamo in grado di percepire e rielaborare le informazioni con queste qualità interiori – abbracciando, per esempio, la bellezza e l'interdipendenza di tutti gli esseri viventi nella loro naturale bio-diversità – più sappiamo agire responsabilmente di conseguenza, più il nostro livello di coscienza è elevato.

Ma come sempre nello sviluppo del proprio potenziale non è importante a che livello si è rispetto agli altri, ma solo quanto si sta bene con se stessi e quanto ci si sente allineati, in risonanza e realizzati rispetto alla propria essenza più profonda, alla propria anima.

Torniamo a Tadasana.

Mentre si fa esperienza della posizione della montagna, se nel corpo prevalgono durezza e rigidità in linea di massima anche la psiche si trova nella stessa condizione, sperimentando per esempio stati come l'ottusità, la fissazione, l'ossessione oppure un auto-incoraggiamento espresso in modo militaresco, persecutore, terrificante. In queste circostanze è bene distaccarsi dalla voce (o dalle immagini) della mente in quanto vi è un'incapacità di gestirla, di far sì che le sue energie vengano usate in modo costruttivo, per sostenersi e facilitarsi invece che sabotarsi e demotivarsi; in casi simili è meglio osservare la propria psiche da lontano e in silenzio riconoscendo il mostro che vi dimora, ed essere il più possibile compassionevoli verso la sua amara condizione, certamente frutto di un'educazione malsana, di una mancanza di fiducia in se stessi, di una condizione di grande paura in cui è assai difficile rielaborare le informazioni in modo sano e rinvigorente!

Nel momento in cui si prendono le distanze dalle proprie abitudini auto-distruttive, innanzitutto si percepisce con chiarezza che la propria identità non è esclusivamente quella – il corpo psichico; ma, cosa ancora più significativa, ci si avvicina a una fonte interiore, una fonte dove ci si può riposare, rinnovare e ritemprare, sperimentando per qualche momento la meravigliosa sensazione di libertà dalla schiavitù da se stessi, alla quale spesso ci si condanna senza neppure accorgersene.

Ricreando dentro di sé, perennemente e con amorevole dedizione, lo stimolo ad aprirsi, a lasciar correre, a rinunciare all'eccesso di controllo e a ridimensionare la propria immagine di sé, con il tempo si comprende di essere vittime di se stessi, perché non c'è nessuno standard a cui bisogna conformarsi, non c'è nessuno a cui si deve dimostrare di essere più forti o migliori di quel che si è. Si comprende che ciò che abita un corpo rigido è paura, a volte vero terrore, e che l'unico nemico, persecutore, sabotatore è dentro di sé, ed è esattamente quella voce idiota che manda in onda messaggi come "sono uno sfigato, dovrei fare di più o di meglio, sono inadeguato alla società, sono un debole, uno stupido, un ciccione, un irresponsabile", e via dicendo.

Creando spazio, vuoto e silenzio con il proprio corpo psichico, ci si dona l'opportunità di vedere la stretta cella che si è costruita, eventualmente di conviverci con onestà e responsabilità, e di trasformarne semmai l'utilità e la funzione.

Se, invece, praticando Tadasana ci si riscopre psichicamente troppo aperti, di solito le difficoltà consistono per esempio nel non riuscire a essere presenti nel qui e ora, o nell'avere dei problemi nel riconoscere le proprie sensazioni fisiche, oppure nel perdersi nelle proprie visioni e/o sensazioni con la stessa ebbrezza con cui ci si perde in ciò di cui piace abusare – sesso, cibo, alcool, droghe, medicinali e morbosità in genere. In queste circostanze la via migliore per muovere il corpo psichico in maniera costruttiva consiste nel ricondurlo, costantemente e con estrema dolcezza ed empatia, al piano di realtà: al momento presente, alle sensazioni che arrivano dai muscoli, all'ambiente in cui ci si trova, con i suoi odori, colori e suoni. Solo così, col tempo e con l'amore, si impara a non temere la vita, si impara che abitare il proprio corpo e il pianeta Terra può essere una bella avventura, entusiasmante, divertente e illuminante, assolutamente degna di essere vissuta al cento per cento!

Si può dire che, orientativamente, chi abita un corpo rigido è pervaso da un eccesso di volontà, da un ingigantimento sproporzionato del proprio ego, che sebbene si supponga grandioso e capace di imprese epiche, in verità nell'equilibrio generale delle cose è poco più di un'ape in uno sciame – e non parlo dell'ape regina! Al contrario, chi dimora in un corpo destrutturato è preso nella dinamica opposta rispetto alla volontà di potenza nietzschiana: è attratto dalla morte, dall'oscurità e dall'inconscio, sente i suoi confini labili, a volte è addirittura in dubbio circa la propria esistenza sostanziale, pensa di essere solo un puntino nell'universo che in quanto tale continuerà a vagare all'infinito, in un flusso continuo, senza meta apparente e senza alcuna cognizione di causa su quanto veramente accade.
Entrambe le percezioni – nota bene: non visioni ma percezioni – hanno in sé un seme di verità, ma esso sopravvive e si può rivelare in tutto il suo splendore solo allorché si abbraccia il suo opposto, integrando le due sfere fondanti l'essere Umano: la luce, fatta di volontà, ottimismo, vitalità e forza, e l'ombra, terra di resa, ricettività, pace interiore e sensibilità.
Laddove prevalgono chiusura e durezza è bene ammorbidirsi, sciogliersi, rilassarsi, ridimensionarsi e prendersi meno sul serio: si può sorridere, contattare la parte di sé più aperta e sciolta, sfocare leggermente lo sguardo o pensare di essere una montagna dai contorni morbidi e sinuosi, immersa in un ambiente dove ci sono calore e umidità. Se al contrario è

la percezione dell'instabilità e della mancanza di radicamento e identità a prevalere, si procede stabilizzando il corpo psichico, migliorando il suo assetto generale, allineandolo alla materia fisica e connettendosi con il piano di realtà; in questo caso ci si può invitare a focalizzare di più lo sguardo, a essere tonici e pronti, una maestosa e spigolosa montagna dalle alte vette e dalla solida base, che si erge in un territorio algido e dalla purissima aria rarefatta. In entrambe le situazioni l'obiettivo resta uno: la continua ricerca attiva della giusta alchimia tra struttura e libertà, fondamenta del benessere non solo del corpo fisico, ma anche di quello psichico.

Padmasana, il loto

La posizione del loto curiosamente non è per nulla facile dal punto di vista psichico.
Le istruzioni per entrarvi nel modo più corretto sono queste:

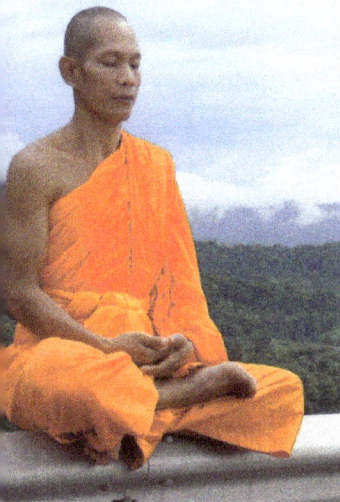

1) l'attenzione circola in tutto il corpo, assicurandosi che le varie parti siano posizionate correttamente e che ci sia un generale stato di rilassamento e vitalità;

2) laddove essa riscontri un posizionamento scorretto, una tensione e/o una mancanza di energia, il corpo psichico si deve mettere all'opera per riequilibrare la condizione generale e per perfezionare la pratica, dosando i vari ingredienti come un sapiente cuoco li mescola nell'esercizio della sua arte;

3) il corpo psichico deve mantenere le giuste direzioni delle forze fisiche, cosicché esse si coordinino tra di loro operando in modo sano e orientandosi verso obiettivi - di qualsiasi natura – edificanti e piacevoli;

4) nella posizione del loto, gli occhi chiusi e lo sguardo focalizzato dentro di sé invitano automaticamente il corpo psichico al raccoglimento e all'introspezione, mentre il fatto di essere seduti (con l'uso delle gambe ridotto al minimo) ma con la schiena eretta (il che richiede una certa forza ed energia negli

addominali, ossia nel centro) in un attimo lo porta allo stato di coscienza proprio dell'età giovane, una via di mezzo tra l'infanzia e l'età adulta – si tratta, nuovamente, di schemi e meccanismi ancestrali, che agiscono in modo immediato e assolutamente incontrollabile sul nostro inconscio.

Come agisce Padmasana sul corpo psichico:

- dona stabilità, consapevolezza e centratura;
- rafforza le sensazioni di pace e fermezza, in una condizione di relax e apertura;
- imposta in un modo molto preciso le connessioni tra le varie zone della psiche per come essa è memorizzata nel corpo fisico: istinti, pulsioni basse, emozioni e bisogni (parte inferiore del corpo) si mettono a riposo, assumendo il ruolo di base su cui poggiano sentimenti, desideri, valori e pensieri (parte superiore del corpo); la grande stabilità e la quiete date dalla posizione delle gambe permettono il riconoscimento e lo sviluppo di qualità come la ricettività, la creatività e la produttività (bacino), la consapevolezza e l'amore uniti alla volontà (busto), la capacità di orientarsi, di percepire con chiarezza e di vedere al di là del visibile (testa) – così i vari luoghi della psiche, così come memorizzati nel corpo fisico, entrano in relazione tra loro e apprendono la via più naturale sia per convivere pacificamente sia per nutrirsi e stimolarsi l'un l'altro;
- dà una sensazione psichica di centratura, padronanza e allineamento, nonché di proficuo e benefico collegamento da una parte con le forze animali (dell'inconscio, dell'ombra), dall'altra con quelle divine (della consapevolezza e dell'amore);
- equilibra tra loro il grado di struttura e il grado di libertà della psiche, laddove, esattamente come nel corpo fisico, il primo corrisponde a stabilità, sicurezza, centratura, forza, resistenza e personalità, e il secondo a disponibilità, scioltezza, flessibilità, agilità, energia e grazia.

Sebbene la posizione del loto sia chiamata anche posizione facile, non per tutti lo è. Può risultare difficile, per esempio, essere flessibili e forti contemporaneamente; oppure mantenere un certo livello di attivazione delle funzioni della ricettività e dell'amore, forse perché più intenso rispetto a ciò a cui si è abituati; spesso è impossibile rimanere per un lungo tempo a contatto con se stessi, a causa di intensi dolori psichici, di ricordi disturbanti o di pensieri auto-distruttivi; o ancora, può accadere di cadere di stati emotivi irritanti, come la noia, il sonno o l'insofferenza. Di nuovo: non è rilevante quanto si pensi di essere psichicamente perfetti nella posizione del loto, ma quanto si è presenti alla propria interiorità; così i suoi limiti si espanderanno spontaneamente, e gli schemi si reimposteranno in modo salutare e funzionale al proprio sviluppo con naturalezza e senza alcuno sforzo di volontà. Si tratta di processi che avvengono in virtù di un'intelligenza insita in ogni essere vivente, la quale tende all'equilibrio di per sé; solo, talvolta noi la contrastiamo, resistiamo ad essa, mettendo i bastoni tra le ruote al nostro stesso benessere, che semplicemente ci chiama verso di sé.

Più si prende atto con trasparenza e onestà dei propri limiti mentali e di coscienza, più si sperimentano nuove credenze e atteggiamenti, diversi dal solito, creando così uno spazio in cui si possono manifestare completezza, ricchezza ed equilibrio psichici; in questo modo si può godere al massimo degli effetti benefici della posizione.

Esercitarsi agendo sui propri limiti anche nel corpo psichico consiste in due pratiche fondamentali complementari tra loro, che abbiamo già preso in considerazione per il corpo fisico:

1) da una parte il rispetto nei confronti dei propri limiti, che non devono mai essere forzati né tanto meno sfidati;
2) dall'altra la dolce e perenne auto-somministrazione di uno stimolo costruttivo, ad ampliarsi ed espandersi – in modo da poter, per esempio, andare oltre la propria paura o concedersi un po' di relax quando se ne ha bisogno; oppure a rafforzarsi e strutturarsi, per resistere nell'azione in vista di un obiettivo importante o anche per mobilitare tutta la propria forza ed energia per costruire la vita che si sogna – tutto dipende dalla condizione di partenza e dalle circostanze con cui soggettivamente si ha a che fare.

Savasana, il cadavere

Nella posizione del cadavere il corpo fisico conosce il suo massimo rilassamento, l'inerzia e il riposo; non è detto che ciò avvenga anche per il corpo psichico. Per quest'ultimo non è automatico sentirsi comodo e rilassato: perché l'abbandono abbia luogo non basta mollare le tensioni muscolari, è necessario che anche la psiche si attivi (o disattivi) in tal senso.

Per sperimentare la posizione del cadavere nel modo migliore anche con il corpo psichico, è necessario darsi questi input:

- lasciare che l'attenzione circoli in tutto il corpo godendosi il relax e il l'inattività, o alternativamente, se ci si sente molto attivi a livello psichico, lasciarla vagare là dove spontaneamente essa va, permetterle di galleggiare un po', sospesa e libera dai limiti corporei, osservando gli oggetti psichici transitare uno dopo l'altro come in una carrellata, come le nuvole che lentamente attraversano in cielo in un movimento placido e continuo;
- predisporsi alla distensione e all'abbandono, basilari perché un recupero possa avere luogo; quindi monitorare lo stato di eventuale eccesso di dinamismo o prontezza della psiche in modo che essa, soprattutto nel suo aspetto di volontà, resti per un certo tempo a riposo, onde potersi rinvigorire.

La posizione del cadavere ci segnala di stare agendo in tutto il suo potenziale quando proviamo una sensazione di presenza e assenza contemporaneamente nei confronti del corpo fisico e della realtà; quando ci sentiamo svegli ma anche un po' dormienti, morti da un lato (dal punto di vista del fare, dell'agire, del muoversi nel mondo materiale) ma anche vivi più che mai dall'altro lato (dal punto di vista del sentire, dell'essere, dello stare al mondo).

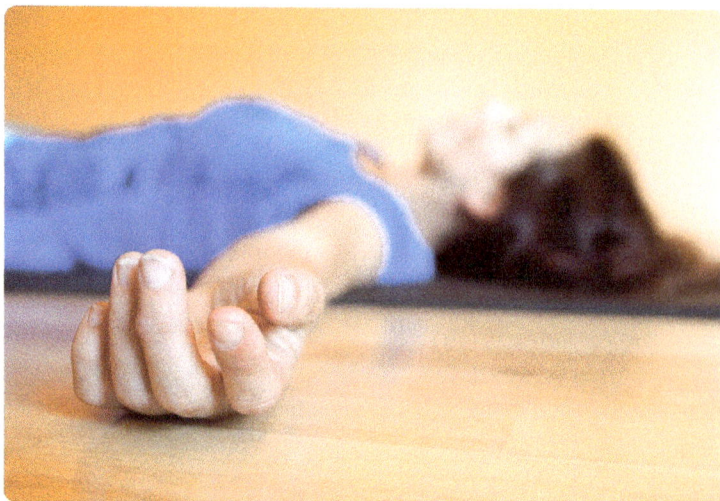

Chakrasana, la ruota

Anche a livello psichico la posizione della ruota è molto diversa rispetto alla montagna, al loto e al cadavere; per questo corpo, tuttavia, non ci sono nell'esercizio di questo asana gli stessi pericoli a cui bisogna stare attenti dal punto di vista fisico.

Durante la preparazione, coloro che tendono a un'eccessiva predominanza della psiche rispetto al corpo e all'anima, possono aiutare e sostenere se stessi in questo modo:

- rilassandosi, prendendo l'esercizio con filosofia, come uno dei miliardi di giochi della vita, addirittura cercando nella sua esecuzione il divertimento, il puro piacere di farlo;
- ridimensionando l'importanza della propria performance, la quale assolutamente non si esaurisce nella realizzazione di una posizione fisica, anzi, questa è solo la punta dell'iceberg;
- ricordandosi che si pratica per stare bene, per rilassarsi e per coltivare un atteggiamento sano nei confronti di se stessi e della vita in generale, e non per dimostrare qualcosa, sfidare qualcuno o vincere.

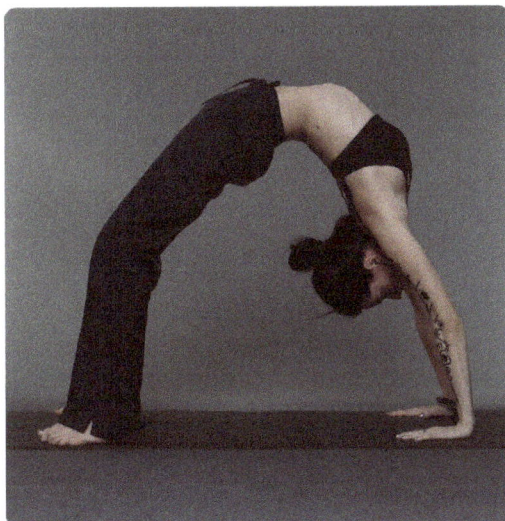

Per coloro che tendono a una scarsa presenza psichica, al contrario, in fase di preparazione possono risultare utili ed efficaci i seguenti input:

- stare tranquilli, in quanto una grande apertura se ben eseguita dona benessere, piacere e buonumore;
- ricordarsi che il miglior modo per realizzare un'azione sana e benefica consiste nello stare presenti, rimanendo del tutto fiduciosi in se stessi e nelle proprie potenzialità;
- ripetersi che la propria sicurezza e incolumità sono garantite dall'attenzione nel qui e ora, dall'ascolto di ciò che arriva da dentro e dal coraggio di dare seguito a ciò che si sente; se siamo certi di poter fare queste cose, possiamo esserlo anche del fatto che siamo al sicuro.

Quando da questa posizione si prende il respiro profondo ed espirando si respinge il pavimento con le mani e coi piedi, quando si sollevano bacino e busto e si poggia la fontanella a terra, la via migliore è dare spazio a una briosa leggerezza e alla curiosità verso l'esperienza di Chakrasana; si rimane lucidi, presenti e calmi, ma allo stesso tempo si attraversano con normale eccitazione alcuni dei limiti in cui siamo costretti quasi sempre nella nostra quotidianità: le zone della pancia e del petto si aprono come poche volte accade, la schiena raggiunge una flessibilità notevole e la testa si capovolge, invitando lo sguardo a osservare un mondo al contrario.

Inspirando di nuovo e poi espirando si sale ancora, entrando così nella posizione completa; qui io suggerisco di sperimentare la concentrazione, la forza e la resistenza nelle aree che ne hanno bisogno (piedi, mani, gambe, braccia, addome e schiena, che devono fare da colonne portanti) e totale abbandono, eccitazione e divertimento nelle altre zone, quelle che la ruota induce all'apertura, al gioco e alla liberazione dai blocchi.

I benefici di Chakrasana per il corpo psichico:

- dona carica, energia, forza e vitalità;
- dà stabilità, concentrazione e padronanza;
- libera dai limiti ordinari, portando in territori nuovi, forse mai esplorati;
- alleggerisce, in quanto fa divertire e mette di buonumore;
- fa provare un'ebbrezza sana e piacevole.

Corpo energetico

Con l'integrazione del cosiddetto corpo energetico si apre il capitolo a mio avviso più innovativo e interessante della pratica dello Yoga. Se è vero infatti che diversi stili di Yoga, sia antichi sia contemporanei, riservano una degna considerazione a questo aspetto, a mio avviso il vero valore e l'indiscutibile rivoluzione, quanto meno nella prospettiva dell'S-Coaching®, consistono proprio nell'integrazione armoniosa del corpo energetico con gli altri due.

Il corpo energetico è una sorta di figlio di quello fisico e psichico insieme, e come tale è anche un'interfaccia tra questi due; il corpo fisico può essere concepito come la madre (aspetto femminile) e il corpo psichico come il padre (aspetto maschile).
È un figlio perché effettivamente nasce proprio dall'interazione degli altri due, senza di essi non avrebbe alcuna ragione di esistere, almeno per quanto riguarda noi esseri umani.
Il corpo e la psiche per istinto, bisogno o perché Madre Natura ci ha creati così, dialogano, si scambiano continuamente informazioni, reazioni e risposte, impulsi, desideri, necessità e credenze. E per comunicare hanno bisogno di un mediatore che traduca all'uno i messaggi dell'altro, che decodifichi e integri due linguaggi molto differenti tra loro, quello del corpo e quello della psiche per l'appunto.
Ma, come accade per ogni figlio, la sua identità si sviluppa a partire dalla sintesi dei due genitori senza per questo ridursi esclusivamente ad essa: da qui prende vita anche qualcosa di nuovo, di assolutamente unico rispetto a ciò da cui proviene e di squisitamente diverso, originale, alternativo.

Passiamo ora ai nostri asana riferimento, per scoprire come approcciarsi alla pratica da un punto di vista energetico.

Tadasana, la montagna

La consapevolezza e la padronanza della propria esperienza energetica nella posizione della montagna sono un tema ben più scivoloso e delicato rispetto a quello che abbiamo affrontato nei due capitoli precedenti: il processo di apprendimento attraverso cui impariamo a sentire e a gestire la nostra energia è molto soggettivo, impalpabile, indecifrabile da fuori e spesso incomunicabile da dentro. Per questo ho scelto di usare lo

53

strumento più semplice e neutro che conosco: la visualizzazione creativa.

Anzitutto una premessa: mentre l'immaginazione consiste solo nell'atto di permettere la formazione di un'immagine dentro di sé e di esserne coscienti, la visualizzazione creativa ha qualcosa in più in sé, l'intento.
La visualizzazione creativa è uno strumento che si usa, e per farlo bisogna essere attivi, bisogna attivarsi interiormente. Sono io che individuo l'intento a cui voglio dare forma e che voglio rendere operativo attraverso il mio esercizio interno; sono io che decido qual è l'immagine, il colore o la forma che può funzionare meglio per mobilitare la mia intenzione; sono io che scelgo quanto e come portare avanti la visualizzazione affinché essa diventi effettivamente creativa, ossia crei qualcosa di nuovo, che prima non esisteva – un'intuizione, una sensazione, un'idea. La visualizzazione creativa è uno strumento operativo per mettere in azione l'intento.
Quest'ultimo, a sua volta, è una delle vie maestre tramite cui manipolare la propria energia; l'altra è l'attenzione.

L'attenzione focalizza l'energia in un punto – su una tematica specifica, su un ambito della propria vita, su un sogno che si vuole realizzare, e via dicendo; l'intenzione la muove, la plasma per dare forma a ciò che si desidera, a ciò che si vuole creare, prima dentro e poi fuori di sé.
Questo processo avviene di continuo dentro di noi, solo che la maggior parte delle volte non ne siamo coscienti – e questo in una certa misura è normale, è umano. In molte occasioni tuttavia la consapevolezza è alla nostra portata; a tutte queste occasioni (in verità numerosissime!) ci stiamo riferendo.

È il nome dell'asana stesso che suggerisce come azionare la propria energia: facendole assumere la forma di una montagna – questo bisogna fare energeticamente in Tadasana: diventare una montagna, diventarlo dentro e sembrarlo da fuori.
Come lo si faccia e che tipo di montagna si scelga di essere semplicemente non è rilevante; ognuno ha il suo cammino e nessun altro può conoscerlo meglio di sé.
Non mi inoltro in quello che a mio avviso è il territorio dell'inutile astrazione (non mi interessa), andando a descrivere come ci si sente diventando una montagna; si tratta di esperienze che vanno vissute e non lette, gli asana sono pensati e studiati apposta per sollecitare l'emersione di informazioni preziose ma non per dei lettori, per dei praticanti. L'unico input che posso dare è: sii una montagna.

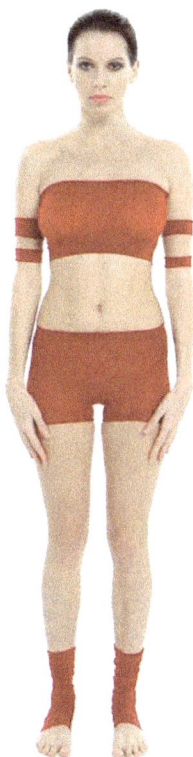

Padmasana, il loto

L'indicazione, che ora sappiamo essere di disarmante ovvietà, per questa posizione è la seguente: sii un fiore di loto, visualizzati della forma di un fiore di loto, prova la sensazione di essere un fiore di loto, sperimenta il suo stato di coscienza, il suo modo di stare al mondo. Visualìzzati nell'ambiente naturale di questo fiore, ìntegrati con esso, diventane parte in modo armonioso, facile e immediato.

In qualche modo fare Yoga dal punto di vista energetico somiglia al migliore corso di teatro, quello in cui non si interpreta o recita una parte ma si trova il personaggio dentro di sé – dove, essendoci l'infinito, sicuramente c'è anche lui – e lo si lascia venire a galla attraverso il proprio corpo, la propria psiche e la propria energia. Stiamo seguendo lo stesso processo creativo, con l'unica differenza che nel nostro caso esso è prima di tutto un processo formativo e tras-formativo al servizio di questi precisi obiettivi: la salute, la coscienza e lo sviluppo del potenziale, verso un'arte e una bellezza tipicamente umane.

Ciò che è fondamentale è questo: essere un loto, non sembrarlo, assumerne la forma, fingere di esserlo, pensare di esserlo, immaginarlo, ricordarlo, farsi tutte le correzioni tecniche del caso per sistemare il bacino, la pancia, il collo, etc. Qui si tratta di essere un fiore di loto, questo è lo scopo: per qualche minuto essere un fiore di loto, scoprire cosa si prova e tornare essere umano con questa nuova consapevolezza. Questo è l'esercizio dal punto di vista energetico.

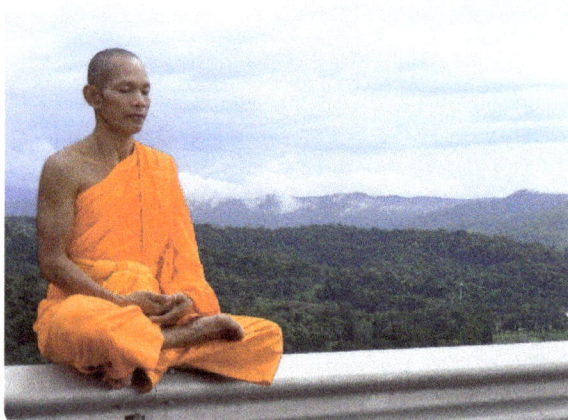

Savasana, il cadavere

La posizione del cadavere è una di quelle che può far comprendere la possibile asimmetria tra l'esercizio del corpo fisico e quello dei corpi sottili, come lo psichico e l'energetico. In Savasana tale asimmetria diviene un vero e proprio contrasto: mentre l'attività del corpo fisico e una certa parte di quella dei corpi sottili sono invitate a rallentare, alcuni processi psichici ed energetici al contrario subiscono addirittura un incremento, una velocizzazione, un'intensificazione. Si chiama posizione del cadavere proprio perché invita alla morte simbolica di alcune parti di sé; in particolare si sperimenta il silenzio dell'ego (personalità, identità storica, collegata al contesto e alle circostanze) e la cessazione del fare, dell'agire, del muoversi nel mondo fisico – queste infatti sono le pre-condizioni necessarie perché i corpi sottili possano effettivamente passare attraverso un'esperienza tras-formativa, ciò che io chiamo un viaggio: il silenzio dell'ego e la cessazione del fare.

Non a caso molte persone paralizzate oppure costrette sulla sedia a rotelle sono particolarmente più sensibili, empatiche e profonde rispetto alla media degli esseri umani: in una certa misura ciò succede perché alcune risorse proprie dei corpi sottili si possono coltivare solo così, nel silenzio dell'ego e nella cessazione del fare. Si tratta di qualità – possono diventare anche abilità o vere e proprie competenze – che spesso vengono rapportate alla terza età, alla fase della vecchiaia, ma che in realtà non dipendono da essa; semplicemente la maggior parte delle persone tende a conoscerle e a svilupparle in quel momento dell'esistenza perché il corpo fisico induce l'essere umano a quella precisa evoluzione, obbligandolo a rallentare, a fermarsi, a nutrirsi e a dormire meno del solito. Così l'alto livello di distrazione e di assenza interiore attribuibili al fare si attenuano, e l'ego si ridimensiona: acquisendo una misura obiettivamente realistica esso trova la propria migliore collocazione nello spazio e nella società.

Tramite questo processo prendono forma qualità come la lucidità, la saggezza, la lungimiranza, la sapienza, lo spessore, l'intensità, la profondità, l'intimità, la pazienza, la capacità di amare incondizionatamente, e molte altre; ci si avvicina così al mitico senso della vita, tema che infatti per gli anziani sembra essere molto più a portata di mano e familiare rispetto a quanto non lo sia per la maggior parte dei giovani e degli adulti.

Il nocciolo, tuttavia, sta proprio nel silenzio dell'ego e nella cessazione del fare – che durante la terza età, banalmente, si verificano con una certa probabilità e frequenza. Infatti non sono solo gli anziani a essere più avvezzi all'esercizio energetico, magico e sottile, ma anche chi è affetto da malattie croniche, i poveri, chi si droga, chi vive in una condizione di disadattamento o di emarginazione sociale; in altre parole tutti coloro che per qualsiasi ragione sono più vicini alla sfera oscura della vita, coloro che tendono a muoversi più nell'ombra che nella luce e che per questo sviluppano una sensibilità al di sopra della media. Ovviamente non è detto che chi ha una potenzialità la coltivi; nondimeno la potenzialità rimane, latente ma sempre viva, pronta a svegliarsi e a manifestarsi.

La posizione del cadavere serve per avvicinarsi il più possibile a tale stato di coscienza, dove assieme alla morte, all'oscurità e all'inerzia ci sono anche la quiete, l'ascolto profondo, il piacere più intimo e vero, la silenziosa gioia del cuore, la reale percezione del collegamento, della compenetrazione, dell'interdipendenza e dell'assoluta e perfetta comunione tra la propria identità e quella di tutti gli altri esseri viventi.

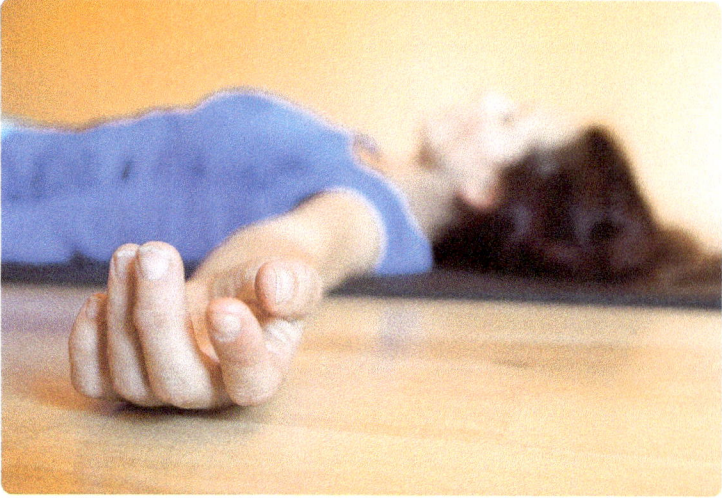

Entrare in Savasana vuol dire accettare di morire, di essere importanti più o meno quanto un'ape, di avere un ruolo e una funzione proprio come un'ape, né più né meno, e di essere nati solo per questo e per nessun'altra ragione; vuol dire accogliere la propria piccolezza e accedere così all'umiltà che sola può far rendere conto di quanto è fondamentale affidarsi al mistero, avere fiducia nel proprio istinto e intuito, viaggiare nella vita consapevoli del fatto che la parte pià bella ed entusiasmante non è il raggiungimento della meta – la quale tra l'altro è pura illusione – ma il viaggio verso di essa.

Tutto ciò sembra estremamente mistico ed esoterico finché non lo si vive sulla propria pelle; dopo, risulta reale quanto un tavolino.

Paradossalmente una volta conosciute la morte, l'umiltà e l'abnegazione, si conoscono anche la regalità, la straordinarietà e la magnificenza; essendo l'unica via per farlo, a me pare stupido aspettare la vecchiaia – perché lasciarsi sfuggire la grande opportunità di essere Umani?

Chakrasana, la ruota

Nella posizione della ruota il corpo energetico tende a fare un movimento curioso e divertente: lui vorrebbe esplodere scintillante in tutte le direzioni, ma per esercitarsi in modo corretto deve mantenersi entro un certo limite – mentre invece nel cadavere, per esempio, può volare.

In Chakrasana è il corpo fisico che, rendendosi particolarmente prestante, consente al corpo energetico un'esperienza intensa, al di là dei limiti ordinari; il vissuto a cui l'asana invita, quindi, è fisico ed energetico insieme, invece di spegnere una funzione per intensificarne un'altra come accade in Savasana: qui si rafforza una funzione perché possa fungere da appropriato sostegno a un'altra. Nella ruota il corpo fisico viene usato come solida base su cui possa poggiare un'esperienza energetica intensa, la quale senza tale saldo fondamento o non si verificherebbe affatto o, peggio ancora, si verificherebbe in modo spiacevole o con degli effetti collaterali indesiderati.

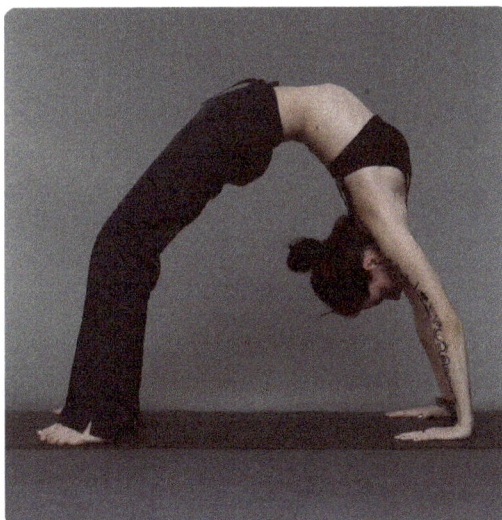

Chakrasana carica il corpo energetico e lo spara fuori, verso l'esterno e frontalmente – il che nel caso specifico, vista la posizione significa verso l'alto.
La sfida sta nel mantenere questa esplosione entro un certo grado di intensità, velocità e ampiezza; l'errore consiste o nell'impedire che tale slancio interiore avvenga, o al contrario nel permettere che esso si spinga troppo oltre, esponendosi a spiacevoli e inutili pericoli. Come abbiamo detto le trasformazioni e le evoluzioni avvengono muovendosi sui propri limiti, dunque capita di averne timore o dall'altra parte di superarli troppo e farsi male. D'altronde il rischio è l'unica via per imparare e crescere; unendovi una spiccata sensibilità, una vigile presenza e un profondo ascolto di se stessi, si può contare sulla giusta prudenza e su

una buona protezione.

È per questo che io di solito suggerisco di rallentare in presenza di sensazioni sgradevoli, perché c'è sicuramente qualcosa di cui prendere atto e coscienza; è meglio fermarsi se si prova dolore o fatica, è sempre la scelta più sana; è bene dare credito al proprio sentire anche quando questo significa fare qualcosa di diverso da ciò che ci viene consigliato, o addirittura scegliere una via diametralmente opposta rispetto a quella indicataci, o ancora rischiare una brutta figura, perché bisogna ricordare che l'obiettivo è l'essere, non il sembrare, il fingere, il mascherarsi da – l'essere.

Italia: il teatro

Passiamo al secondo step del percorso e dunque al piano filosofico e artistico, il più etereo e astratto di tutti; qui approfondiremo lo strumento dell'interpretazione teatrale da un punto di vista profondo e il suo possibile utilizzo per la crescita personale e lo sviluppo del proprio potenziale.

Io ho l'onesta abitudine di parlare solo di ciò che conosco, laddove però per "conosco" intendo "ho fatto esperienza in modo ampio, approfondito e prolungato nel tempo", e dunque non "ho studiato, ho fatto un master, ho preso un attestato o ho un ottimo stipendio"; l'esperienza può essere stimolata dalle letture e dalla frequentazione di corsi, ma non si acquisisce tramite di essi: si acquisisce solo vivendo.

Io ho iniziato a lavorare come life-coach molto prima di prendere la qualifica per farlo, il che è piuttosto comune in Italia, così come lo è il teatro: la mia terra pullula di scuole teatrali, di artisti di strada, di compagnie di danza e di corsi per persone di tutte le età. L'Italiano in sé è una macchietta: è un individuo buffo, esuberante e passionale; gesticola e cura l'immagine più di ogni altra popolazione al mondo; è portatore di bellezza e ama perdere il proprio tempo per guadagnare la propria vita – come scrisse il mio più grande insegnante di teatro, Emmanuel Gallot-Lavallée, che probabilmente neanche si ricorda di me.

Un'altra sua frase che mi colpì particolarmente fu questa: l'arte di fare teatro è l'arte di non fare teatro. Verissimo e sacrosanto; chiunque volesse fare l'attore di professione dovrebbe partire esattamente da questo, ne sono sicura.

Io per qualche anno ho fatto teatro per lavoro, ma soprattutto quando ero una bambina amavo divertirmi in un modo particolare: quando conoscevo dei nuovi amici mi presentavo con un nome diverso dal mio e raccontavo loro una storia inventata sul momento, dopo di che

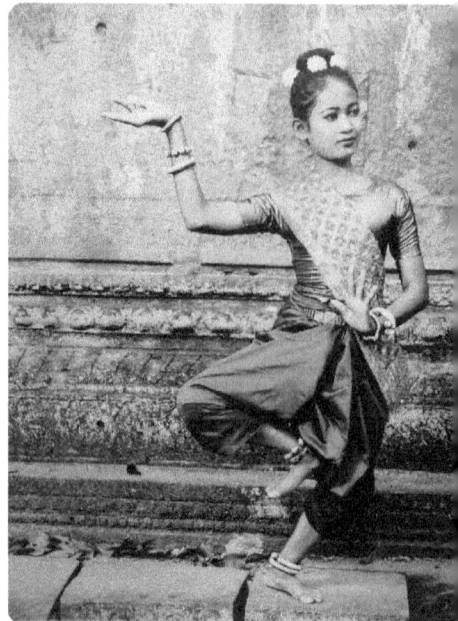

correvo da mia madre per assicurarmi che lei mi avrebbe retto il gioco per tutto il tempo, altrimenti non avrebbe funzionato.

Un'altra abitudine che avevo quando ero piccola riguardava l'abbigliamento: io amavo creare dei look originali, combinando gli elementi in maniere nuove e insolite – in sostanza mi piaceva mascherarmi prima di uscire. Ovviamente a mia madre il tutto piaceva molto meno che a me, ma io ero tenace e tenevo duro nei miei intenti!

A otto anni iniziai a studiare danza e da quel momento fu un'escalation di personaggi e interpretazioni, finché da adulta con l'Accademia, gli spettacoli, le performance e la compagnia, ho raggiunto la mia personale apoteosi interpretativa, arrivando finalmente a cogliere qual era il suo senso nella mia storia individuale; successivamente l'ho lasciata, almeno in apparenza.

Il teatro è una magia che somiglia in modo impressionante alla vita: scegliere un ruolo, incarnarlo, portarlo su un palcoscenico accanto agli altri, relazionarsi con ognuno di essi e scoprire come il proprio personaggio reagisce, essere presenti e contemporaneamente assenti a se stessi, in quanto assorbiti dalla propria maschera, che ovviamente è sempre un po' mendace, illusoria, parziale.

Anche la vita assomiglia in maniera curiosa ai miti, che storicamente furono tra le prime forme che il teatro assunse: ciclicamente ci ripropone la stessa sequela di archetipi e di questioni esistenziali, attingendo a un inconscio collettivo che, sebbene sia descritto con forme culturali talvolta piuttosto diverse tra loro, in ultimo rimanda a dei contenuti pressoché universali ed eterni. Così noi tutti ci ritroviamo a condividere una psiche comune, la cosiddetta coscienza collettiva di cui siamo parte pur non volendolo talvolta, o pur ritenendoci tanto unici e stravaganti; fuori dal regno individuale tutti partecipiamo a uno spazio etereo fatto di astrazioni e concetti, idee impalpabili, forme apparentemente senza senso eppure talmente importanti che continuiamo a tramandarcele costantemente da una generazione all'altra, dalla notte dei tempi fino a oggi. Rituali, miti e fiabe in passato, fumetti, video-giochi, serie-tv e film di fantascienza oggi, hanno sempre la stessa funzione: ricordarci di certi personaggi e delle loro storie, universali ed eterni.

L'interpretazione teatrale, dunque, è un'alchimia di sé e di altro da sé, di rito e magia, di creazione e rinascita, di presenza e assenza, di antico eppure sempre attuale.

Il tratto interessante e particolarmente fecondo nel processo che stiamo portando avanti tramite questo libro è il seguente: tutti i giorni ognuno di noi non solo incarna un personaggio, ma è costretto a farlo! Quindi quale migliore occasione per esercitarsi a interpretare sempre meglio... se stessi?

Iniziamo!
Innanzitutto ci vuole un certo spirito, altrimenti la faccenda rischia di diventare parecchio noiosa e antipatica: bisogna saper giocare, divertirsi e prendersi alla leggera ma allo stesso tempo seriamente, così come fanno i bambini quando giocano – così potremo unire l'utile al dilettevole, come si suol dire.

Corpo fisico

Anche nell'allenamento che riguarda il livello psichico, il corpo fisico riveste un ruolo fondamentale: esso è e rimane il vestito primario che indossiamo tutti i giorni, senza il quale semplicemente non esisteremmo.
Ciò che si richiede al corpo fisico in questa fase è di servire come uno strumento, come un canale di trasmissione attraverso cui il nostro personaggio possa andare in onda nel palcoscenico della giornata, assumendo sembianze precise e movenze adeguate all'obiettivo.
Stiamo parlando di una vera e propria trasfigurazione, la quale prende forma tramite vari elementi: il look, l'atteggiamento, la presenza, lo sguardo, la voce e il modo di muoversi e relazionarsi con lo spazio e con gli altri.
Prima di approfondire ognuno di questi ambiti, però, è fondamentale comprendere lo scopo di questo esercizio, che non è fingere, ammaliare o mettersi in mostra in maniera narcisistica, ma andare direttamente al centro di se stessi, ritrovando la meraviglia e la magia nel quotidiano, eliminando passo dopo passo tutto ciò che risulta di troppo e riconquistando così progressivamente la propria natura più essenziale, la propria forma più autentica. Questo è l'intento con cui io propongo l'utilizzo del teatro nell'S-Coaching®.

Immaginiamo di voler contattare un particolare personaggio interiore, e di volergli dare spazio, voce e sostanza nella nostra quotidianità; supponiamo che esso sia quello del genitore, per esempio. Sentiamo che dentro di noi si è svegliato un archetipo nuovo, quello della madre o del padre (a seconda del nostro genere sessuale) e desideriamo farne esperienza, metterlo in azione, esercitarci a concedergli tempo ed energia. Come fare?

Vestendoci da genitori, per esempio! Non necessariamente come i *nostri* genitori, ma come noi ci vestiremmo se fossimo dei genitori, se avessimo questa parte in un film, se in un sogno ci vedessimo con dei figli. Quale sarebbe il look che adotteremmo? Come saremmo pettinati? Che profumo porteremmo? Che scarpe, cappotto e cappello indosseremmo?

Possiamo fare delle prove allo specchio, divertirci a guardare le vetrine e a immaginare, a osservare le altre persone che ci danno l'idea dei genitori, e studiare il tema finché non ci sentiremo pronti a vestirci e salire sul nostro palcoscenico.

Mascherarsi originariamente non equivaleva a travestirsi, bensì a fare un rituale, a utilizzare un escamotage il cui scopo era permettere a se stessi e alla comunità di contattare un certo archetipo, un'energia, una divinità, e di incarnarli, di dar loro sostanza e sembianze umane per un certo tempo, quello della rappresentazione per l'appunto.

È così che va concepito il look in questo esercizio: come uno strumento, una chiave d'accesso, un ponte verso un determinato personaggio, di cui vogliamo invocare la presenza nella nostra vita e persona. In questo modo il look porterà con sé un certo atteggiamento, come di fatto spesso accade; in tale passaggio è fondamentale concedersi la libertà che ciò avvenga, rimanere sciolti, aperti e disponibili affinché il corpo riesca ad assumere nuove posizioni, a camminare in modo diverso, a sperimentare nuove posture e modi di occupare lo spazio – bisogna permettersi la libertà di lasciar andare il vecchio sé perché il nuovo possa emergere. Presenza, sguardo e voce affioreranno con naturalezza e spontaneità disarmanti: io mi sono spesso stupita di come una certa maschera, anche il semplice parlare una lingua diversa, causasse delle modificazioni sconvolgenti nella mia espressione e nel mio modo di comunicare. È divertentissimo contemplare se stessi nel dispiegarsi di questo processo! Ci si rende conto di quanto si può essere tutto e niente, a seconda di come ci si sintonizza, per così dire.

Una volta che la trasmutazione sarà avvenuta e che il personaggio avrà preso posto dentro di sé, lo si potrà sperimentare in maniera più estesa e articolata concedendosi di interpretare anche un certo modo di muoversi e di relazionarsi, sia con lo spazio sia con le altre persone e con le vicissitudini della giornata.

L'aspetto pratico di questo esercizio consiste nel fatto che può essere affrontato nell'ambito della propria routine quotidiana: non occorre ritagliarsi un tempo e un luogo appositi, né tanto meno iscriversi a un corso di teatro – sono sufficienti l'intenzione, la fantasia e la creatività,

65

poi tutto verrà da sé e darà i suoi frutti!

La realtà esterna risponde a ciò che noi mettiamo in campo, quindi dopo un certo tempo che si resta focalizzati sulla recitazione del personaggio di donna in carriera, per esempio, si può star certi che il nostro ambiente risuonerà con esso, allineandosi con la sua forma specifica e armonizzandosi con la sua vibrazione particolare.

Si tratta di un esercizio che può richiedere pochi giorni oppure mesi, talvolta anche periodi molto lunghi, a seconda degli individui e dei loro ritmi e caratteristiche personali; ma non bisogna scoraggiarsi per questo, né demordere, perché in ogni sua fase l'interpretazione è interessante, stimolante e anche divertente! A volte ci si può sentire in imbarazzo oppure a disagio ma si ha sempre il potere di aggiustare il tiro, di applicare delle piccole modifiche che ristabiliscano la comodità e la serenità nel gioco: più ci si diletta, sentendosi briosi, leggeri e a proprio agio, più ci si piace, trovandosi belli, affascinanti e attraenti, più il corpo fisico prova una sensibilità e un piacere che fungono da bussole perfette per la direzione da prendere (o da mantenere) nella giornata, e in generale nella vita.

Corpo psichico

Il corpo psichico è coinvolto in maniera potentissima nell'allenarsi a interpretare un personaggio. Ciò avviene per due vie maestre: l'accesso alla coscienza (e all'inconscio) collettiva/o; l'immaginazione, che viene stimolata in modo poderoso e costante.

Come già accennato precedentemente, i personaggi che ognuno di noi vuole invocare nella propria vita di solito pre-esistono, dimorando in uno spazio psichico comune a tutti gli esseri umani – possiamo chiamarli archetipi o in qualsiasi altro modo, ma in linea di massima sono sempre gli stessi, hanno mille sfumature differenti a seconda delle epoche e delle culture ma in buona sostanza la loro essenza resta pressoché invariata, riconducendoci sempre a dei pattern universali, ancestrali ed eterni.

Per esercitarsi nella recitazione così come proposta nell'S-Coaching® è necessario essere aperti in questo senso: dare credito, almeno per un certo periodo, a tali credenze antiche, anche se le si trova eccentriche, buffe o lontane da sé – è un gioco in fondo, un esperimento, poi ognuno potrà trarre le sue conclusioni liberamente e in modo autonomo.

Nella cultura indù c'è un termine, "akasha", che indica uno spazio etereo in cui sono memorizzate tutte le informazioni riguardanti ogni singola persona ed evento, passato, presente e futuro; una sorta di biblioteca cosmica in cui ogni dato è conservato, e non solo: è anche rintracciabile e consultabile da chi sa come farlo – e il bravo attore ovviamente lo sa! La buona notizia però è che non lo sa perché qualcuno glielo ha insegnato: ha trovato lui stesso il modo, sperimentando, sbagliando, aspettando, ritentando, passando per ridicolo, pazzo, inconcludente e inutile, lui progressivamente c'è arrivato. L'attore rintraccia dentro di sé quella chiave, quella porta (una frase, un'immagine, un ricordo o un movimento, una suggestione, una preghiera o una scaramanzia addirittura – in ogni caso qualcosa di magico), lì sulla soglia dell'akasha, con a disposizione l'universo intero. E l'attore non è un genio, anzi! È una persona assolutamente nella norma, con due caratteristiche che per di più di solito lo mettono parecchio in difficoltà rispetto a un individuo comune: ha un ego mastodontico che fa una certa fatica a mettersi da parte per fare posto ad altro, e una fragilità di fondo che lo espone a potenziali sgradevolezze e dolori a ogni passo. Il che vuol dire che se ci riesce l'attore a connettersi con l'inconscio collettivo e a contattare un archetipo, in linea di massima ce la può fare chiunque! Ciò che lo facilita, invece, è la sua perenne crisi individuale e/o sociale, che sebbene per certi versi sia faticosa per la propria routine, rispetto all'esercizio teatrale si rivela una carta vincente, indicando che c'è sempre un'altra via, una nuova possibilità, una meravigliosa scoperta che ci attende giusto dietro l'angolo.

Superata questa fase si passa a quella dell'immaginazione: il corpo psichico deve sostenere l'esercizio dell'interpretazione in tutta la sua durata tramite l'uso cosciente e intenzionale dell'immaginazione.
Un personaggio infatti non è solo un corpo, un look e un insieme di movenze; è anche una forma mentis, un modo di sognare, di pensare e di parlare; è portatore di una cultura, di un'educazione e di una serie di abitudini che gli conferiscono un carattere e una personalità. Bisogna cimentarsi anche con questi aspetti dell'esercizio se si desidera penetrarne l'essenza e goderne i frutti fino in fondo.
Di nuovo, è un mix tra la creazione e la rivelazione, tra l'invenzione e la scoperta; solo andando avanti si possono delineare i contorni del personaggio in questione, solo camminando si può conoscere la strada, ed eventualmente modificarne qualche tratto.

Come anche la scienza ha confermato in più occasioni negli ultimi decenni, l'immaginazione è creativa: non è solo un divertimento dei bambini o l'evanescente evasione dalla realtà degli adulti più irresponsabili; essa è una vero e proprio incantesimo, tramite cui ognuno di noi più o meno consapevolmente ogni giorno disegna la realtà. Perché allora non utilizzarla innanzitutto per dare forma *alla propria* realtà?

Cosa pensa il mio personaggio? Quali sono le percezioni più salienti per lui? Come ragiona? A cosa dà la priorità? Chi osserva? Qual è la sua mentalità? A quella di chi somiglia? Cosa sogna quando si rilassa, oppure la notte quando dorme? Dov'è cresciuto? Com'è stato educato? Quali sono le sub-culture con cui ha sviluppato un senso di appartenenza? In base a cosa è abituato a scegliere, a prendere le sue decisioni? Chi e cosa è importante per lui? Qual è il suo carattere? Quali sono i tratti distintivi della sua personalità?

Queste, come molte altre, sono delle suggestioni e riflessioni che possono stimolare l'immaginazione e far riflettere, via via che il proprio personaggio prende forma nel corso della giornata, delle settimane e dei mesi.

Corpo energetico

Einstein lo ha descritto in modo magistrale; Heisenberg lo ha spiegato nei dettagli; ormai sono moltissimi i film, i cartoni animati e i documentari che hanno trattato l'argomento, eppure la maggior parte degli individui ancora sembra non aver assolutamente accettato un dato di fatto: la materia è pura energia.

D'altronde anche noi siamo fatti quasi soltanto d'acqua e facciamo una certa fatica a crederlo!

Eppure tale consapevolezza ci facilita moltissimo nell'esercizio teatrale, in quanto ci dà la conferma suprema del fatto che abbiamo il potere di creare un personaggio, di far sì che esso acquisisca sempre più sostanza e corpo, di operare una vera e propria magia per cui, alimentando una certa forma pensiero con la nostra attenzione, intenzione ed energia, essa si farà progressivamente più forte e densa, fino ad assumere ciò che noi siamo soliti chiamare "realtà". Non resta che desiderare e mettersi all'opera per creare!

Il nostro personaggio a questo punto ha un corpo (un look, un atteggiamento, una presenza scenica, uno sguardo particolare, una sua voce, delle movenze e una propria maniera di rapportarsi allo spazio e agli altri); e ha una psiche (una mentalità, dei sogni nel cassetto, un suo modo di pensare e di parlare, una cultura e un'educazione, più un insieme di tratti e caratteristiche che ne costituiscono la personalità). Ora gli manca un'energia, o meglio: *a noi* manca la consapevolezza della sua energia!

È l'aspetto più invisibile e impalpabile, quello che precede la forma ma che tuttavia può essere sperimentato solo passando attraverso di essa: soltanto una volta che avremo esperito – a modo nostro, è naturale – il personaggio del guaritore potremo godere dei frutti che l'esperienza di quel ruolo dona.

L'energia è immateriale ma ha delle qualità specifiche: può essere fina e sottile oppure densa e pesante; briosa, elettrica o fluida; calda, fredda o tiepida; tanta oppure poca, lenta o veloce, stagnante o dinamica; può avere un colore, dare delle sensazioni particolari e portare con sé degli effetti, fisici o emotivi per esempio. È tutto molto soggettivo ma non per questo meno reale e vero.

Com'è l'energia del mio personaggio? Quanta è? Come si muove? Se dovessi rapportarla a un colore, a un animale oppure a un luogo, quali sarebbero? Chi mi ricorda? Conosco un'altra persona o un altro posto che hanno la stessa qualità energetica? Ci sono dei personaggi di romanzi, film o spettacoli che io conosco, che secondo me incarnano la stessa frequenza, che vibrano sulla stessa lunghezza d'onda? Che tipo di effetti ha questa energia sull'ambiente circostante? Come influisce sulle altre persone? Che atmosfera crea?

Si può prendere spunto da queste domande per intraprendere il proprio personale esercizio; altre suggestioni possono emergere come maggiormente efficaci in corso d'opera. Tutto va sperimentato, agito, provato e messo a frutto: non si potrà godere dei frutti di questo genere di formazione finché non si sarà arrivati fino in fondo al processo, e comunque non è quello il traguardo, in quanto è il viaggio stesso che trasforma, e alla fine di un ciclo c'è sempre l'inizio di un altro.

Spesso si intraprendono questo tipo di percorsi spinti dal desiderio di cambiare la propria realtà, per poi scoprire che è proprio il mettersi in cammino che trasforma, non il mondo esterno però, ma se stessi, interiormente, in un modo che non si può immaginare prima che accada, prima che si verifichi concretamente.

Perù: sciamanesimo andino

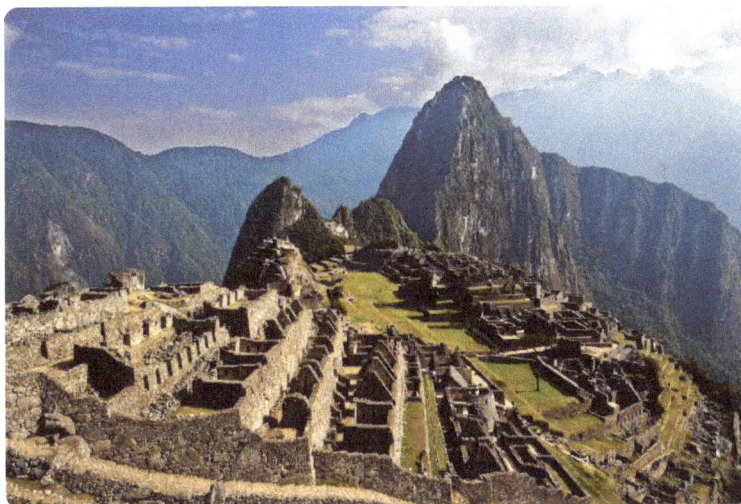

La terza e ultima tappa del nostro viaggio si concentra sulla sfera relazionale e sociale.

Dopo aver agito nel mondo di sotto (quello dell'interiorità, dell'identità personale e dell'intimità) e nel mondo di sopra (coscienza collettiva, regno degli archetipi, dei miti e degli dei), non resta che tornare nel territorio a cui noi per natura apparteniamo, il cosiddetto mondo di mezzo, la Terra con tutti i suoi esseri viventi, popoli e società. Io ho scelto le arti peruviane delle Ande per attivarsi in questo passaggio; tra le tecniche che ho approfondito personalmente, trovo quelle andine tra le più semplici, veloci ed efficaci che conosco.
La tradizione andina si approccia direttamente all'energia, lasciando volontariamente sullo sfondo l'esercizio del corpo e della mente; tale scelta non è né migliore né peggiore delle altre, semplicemente penetra a fondo un aspetto specifico e può risultare molto utile e funzionale in alcuni momenti della vita o in certe condizioni psico-fisiche particolari. Noi prenderemo da essa ciò che più ci interessa al fine del percorso che stiamo facendo.

Gli esercizi che prenderemo in considerazione in questo libro sono quelli più marcatamente relazionali, che consentono alle persone di rapportarsi tra di loro nel modo più cosciente, libero e sano possibile, il che prevede un'unica grande capacità: sentire l'energia e saperla manipolare – questo ci insegnano i Peruviani delle Ande.

Il primo esercizio, da sperimentare con oculatezza e gradualità, si chiama "Juchamijuy"; il suo obiettivo è mangiare l'energia pesante.

Piccola digressione: l'energia pesante è l'energia pesante. Quando si entra in un luogo o si incontra una persona, se si è presenti a se stessi immediatamente si percepisce leggerezza oppure pesantezza. Non si tratta di connotazioni morali in quanto, se dovessimo approfondire a cosa di umano corrispondano tali qualità energetiche, troveremmo che nella leggerezza sono incluse la freschezza, l'innocenza e il brio ma anche la superficialità, l'illusione e l'inconcludenza; allo stesso modo scopriremmo che sono pesanti le preoccupazioni, l'invidia e i traumi, ma anche il carisma, lo spessore e la passione. Si tratta delle qualità fondamentali dell'energia, nient'altro che questo, e l'energia di per sé non è né negativa né positiva; per creare o mantenere uno spazio relazionale equilibrato bisogna portare densità laddove c'è troppa leggerezza, e leggerezza laddove l'atmosfera eccede di energia pesante. Nella vita, tuttavia, non sempre c'è bisogno di equilibrio.
La prima tecnica che vedremo, in ogni caso, serve a facilitare la gestione di un'importante densità, anche detta pesantezza.

Il primo passo per provare su di sé "Juchamijuy" consiste nell'entrare in contatto con la propria energia, immaginandola come una sorta di bolla, di uovo o di sfera che circonda e pervade tutto il corpo.
Poi bisogna concentrare l'attenzione su una zona ben definita, quella dell'ombelico, e avvicinarvi il palmo della propria mano dominante; all'inizio si fanno dei piccoli spostamenti con quest'ultima, finché non c'è un preciso segnale che indica che si è attivato qualcosa – lo si può percepire al centro del palmo come una sensazione fisica, oppure vedere con un'immagine interiore, o ancora può succedere che una voce nella propria testa dica qualcosa come "ok, ci siamo, è qui". Ognuno ha alcuni canali di percezione più sviluppati di altri, l'importante è fidarsi del proprio intuito ed evitare di sprecare energie chiedendosi se è vero oppure no, se è giusto o sbagliato – nell'allenamento energetico questi dubbi non servono a niente, anzi non fanno altro che rallentare l'apprendimento.
Quando si sente che c'è stata un'attivazione, che si è creato un contatto

tra il palmo della mano e la zona dell'ombelico, allora si può andare avanti: lentamente bisogna allontanare la mano dalla propria pancia, mantenendo però sempre il contatto tra i due, finché non si percepisce di essere arrivati, cioè di trovarsi ai confini della propria bolla energetica. Di nuovo: la fiducia nelle proprie sensazioni è fondamentale, se non la si possiede va assolutamente recuperata, è un tassello imprescindibile dell'esercizio dal punto di vista energetico, senza di essa non si può padroneggiare questa utilissima arte.

Una volta al limite del proprio spazio personale – che secondo la tradizione andina corrisponde al momento in cui il braccio è completamente disteso – l'unica abilità da mettere in azione è l'intento, principale direttore d'orchestra di tutte le correnti energetiche che ci attraversano. Attenzione e intenzione, come abbiamo già visto, sono le due guide principali della nostra personale energia; spesso non siamo consapevoli di quali intenti stiamo azionando a livello profondo, ma ciò non toglie che sono sempre loro a dare una direzione e una forma alla nostra energia. Ormai è più che dimostrato, non sono più soltanto i mistici ad affermarlo ma anche gli scienziati, non ha più nessun senso rifiutare tale presa di coscienza: questo genere di potere è esclusivamente nelle nostre mani, nessun altro può dirigerlo, né tanto meno impadronirsene, a meno che non siamo noi stessi a esercitare un'intenzione in tal senso.

In questa tecnica l'intento deve essere usato per azionare un flusso preciso: una corrente di energia che vada dal palmo della propria mano all'ombelico, e che prosegua finché non si percepisce una maggiore leggerezza. Bisognerà portare avanti l'esercizio come una vera e propria digestione, dandole il tempo di avvenire in modo naturale e spontaneo – anche lo stomaco spirituale, come quello fisico, è dotato della capacità di auto-regolazione – e mantenendo la propria attenzione lì fino a che il processo non sarà terminato; è un po' come quando si va al mare e si aspetta che la digestione sia finita prima di fare il bagno, anche in quella circostanza ci si sente pesanti finché la digestione è in corso, e si ritrova la leggerezza quando è conclusa.

Quando si sarà ritrovata la propria frequenza migliore vorrà dire che l'energia pesante sarà stata adeguatamente digerita, processata, trasformandosi in nutrimento oppure venendo opportunamente eliminata.

L'aspetto interessante di questo genere di allenamento è notare come, sebbene esso coinvolga in modo diretto soltanto l'energia, in realtà ciò è solo in apparenza, poiché anche il corpo fisico e quello psichico immediatamente rispondono ai vari passaggi, collaborando in maniera preziosissima al funzionamento delle tecniche.

Può succedere, tuttavia, che la razionalità abbia delle resistenze (talvolta anche molto profonde) all'esercizio energetico, in quanto nella cultura occidentale purtroppo nel tempo si sono sviluppate un'ampia serie di credenze popolari circa questo genere di pratiche: molti individui sono timorosi, superstiziosi o increduli riguardo al proprio potere sull'energia; molti ritengono ancora che si tratti di tecniche selvagge o new-age, e si arroccano sulla propria posizione rigida precludendosi l'opportunità di fare un'esperienza diretta, in prima persona e sulla propria pelle, per poter poi valutare con cognizione di causa; a molti altri è capitato di trovarsi a dover dialogare con il ciarlatano di turno – che ovviamente c'è, come in tutti gli ambiti – e quindi hanno maturato un'idea limitata a queste vicissitudini.

Il punto fondamentale della questione è il seguente: l'approccio all'energia è assolutamente personale, autonomo e soggettivo; dai professionisti si possono apprendere degli strumenti concreti, ma di fatto lo si può fare anche tramite i libri oppure in modo intuitivo, seguendo il proprio istinto e il sentire. Non necessariamente occorre fare un apprendistato di mille anni, né tanto meno elargire fior di quattrini al guru o alla sciamana di turno, magari anche senza pagarci le tasse! L'importante è risvegliarsi a livello sensoriale e profondo, aprire gli occhi e guardare, connettersi con se stessi, con il proprio universo interiore, con il regno dell'anima e dei sogni, ma soprattutto con il proprio corpo, che è lo strumento più diretto, potente e perfetto in assoluto per imparare a gestire e a padroneggiare la propria energia. Dopodiché credetemi: chi vi dice di possedere il preziosissimo segreto, che gli è stato tramandato da diciotto generazioni di maestri o guaritrici e che soprattutto voi, a differenza di lui, quel segreto non ce l'avete, è sicuro al cento per cento che è solo un abile venditore – trattateci pure come fareste con uno che vi chiama a casa per il tele-marketing, ma siate coscienti di questo: i cosiddetti Maestri sanno essere molto più invadenti delle compagnie telefoniche!

Una volta che si sarà acquisita una certa dimestichezza con "Juchamijuy", la si potrà sperimentare anche con le altre persone. Il mio suggerimento è di iniziare con qualcuno con cui abbiamo un rapporto buono o neutro, per poi proseguire solo successivamente con individui a cui si è legati da una relazione difficile: non c'è nessun pericolo, solo ci si potrebbe ritrovare ad avere a che fare con un'energia particolarmente spiacevole e

74

dura da mandar giù, come si suol dire.

Il meccanismo è lo stesso, in questo caso è addirittura più semplice – uno degli aspetti che più amo della tradizione andina è proprio la sua essenzialità! Sarà sufficiente creare un ponte, una corda, un collegamento tra il proprio ombelico e la bolla energetica della persona in questione; a questo punto basterà azionare il flusso – sempre con l'intento e sempre dalla bolla verso la pancia – e proseguire fino a digestione terminata.
In questo caso il limite potrebbe non essere il momento in cui si percepisce la ritrovata leggerezza, ma quello in cui si sente di aver esaurito la propria capacità digestiva; entrambi i segnali sono giusti per concludere, e in tutti e due i casi si sarà fatta un'azione utile per tutti, per se stessi e per l'altro.

Un'altra tecnica a mio avviso utilissima prende il nome di "Taqe", letteralmente "unione"; anch'essa come "Juchamijuy" prevede due fasi, soltanto che mentre in quest'ultima si ha una propedeuticità – perché bisogna prima imparare a digerire *la propria* energia pesante, e poi si può passare a processare quella altrui – in "Taqe" i due passaggi sono interscambiabili: si tratta di due pratiche che si possono scegliere alternativamente, oppure sperimentare in qualsiasi ordine, da sole o mescolate ad altro.

Entrambi gli esercizi vanno fatti in coppia; nel primo sarebbe prevista la presenza di un facilitatore – il quale in ogni caso non è indispensabile – mentre nel secondo si può procedere agevolmente anche da soli.

Una piccola parentesi: voglio spezzare una lancia a favore dei facilitatori, in quanto potrebbe sembrare che io sia molto critica anche verso costoro. Non solo non è così ma anch'io faccio esattamente questa professione: oltre ad allinearsi perfettamente con la mia sensibilità e vocazione, la trovo tanto valevole e feconda da averla scelta per me medesima.
Tutti i facilitatori, i terapeuti, gli operatori olistici, gli insegnanti, i formatori e gli educatori in senso lato possono rivelarsi delle figure di grande valore e riferimento nel percorso personale nell'interiorità e nel mondo, a patto che essi con il loro ruolo si limitino a sostenere, a incoraggiare, a trasmettere delle tecniche, a inventare dispositivi attraverso cui stimolare delle esperienze, lasciando al singolo la libertà e il diritto di essere se stesso e di muoversi nella direzione che preferisce, nella consapevolezza e nell'umiltà che chiunque sceglie una delle suddette professioni lo fa innanzitutto per un proprio bisogno personale, e solo secondariamente perché è una persona magnanima, saggia e/o

caritatevole.

Il facilitatore serve quando non si è in grado di produrre un certo risultato da soli, in modo creativo e indipendente; se si è in grado di farlo, si può procedere in totale autonomia e tranquillità.

Nel caso specifico di "Taqe", per esempio, si può provare a sperimentare la prima versione e se poi si ha l'impressione di non essere in grado di attivarsi, si può concentrare il proprio esercizio sulla seconda, che non prevede una terza persona; una volta che si sarà diventati bravi in quest'ultima, anche l'altra diventerà accessibile, e se ci si troverà particolarmente in sintonia con queste pratiche – così come con le altre, lo Yoga e il teatro – si potrà prendere in considerazione l'eventualità di rivolgersi a dei professionisti per approfondirne la conoscenza.

La prima versione di "Taqe" richiede questa posizione di coppia: le due persone devono mettersi in piedi e con le due schiene a contatto l'una con l'altra; devono tenersi per mano, con il corpo rilassato e la mente vigile, presente. Bisogna decidere chi dei due aziona per primo il flusso di energia; questa persona dovrà usare il suo intento per far scendere una colonna di energia nell'asse verticale del suo corpo, cioè dalla sommità della testa fino al centro più profondo del bacino, cioè ai genitali – vagina per le donne, testicoli per gli uomini.
L'energia attivata, con la disponibilità e la collaborazione anche dell'altra persona, dovrà transitare da colui che l'ha attivata all'altro/a, passando per l'area dell'osso sacro; chi riceve ha il compito di spostare l'energia verso l'alto, cioè dall'area del sacro (da cui ha ricevuto) alla sommità della sua testa. A questo punto il flusso continuerà transitando per la testa – in questo caso è difficile determinare un'area precisa in quanto sarà la statura dei due individui a stabilirla.
Si andrà avanti finché lo si desidererà: una persona farà circolare l'energia dalla testa al bacino passandola tramite il sacro, e l'altra la sposterà dal bacino alla testa comunicandola dalla testa.
Quando uno dei due vorrà concludere ne informerà delicatamente l'altro con una piccola ma chiara stretta delle mani; a quel punto l'esercizio sarà terminato, e lentamente ci si potrà dividere.

Oltre che dal punto di vista tecnico dell'esecuzione attenta e precisa, è necessario essere presenti soprattutto con il proprio ascolto e la sensibilità: quando non siamo capaci di prendere consapevolezza e atto degli effetti che produciamo con il nostro modo di muovere l'energia siamo come dei bambini, ossia esercitiamo un enorme potere senza averne la benché minima coscienza – è esattamente a questo che servono gli esercizi di stampo energetico: a crescere a svilupparsi in tale sfera.

L'altro modo in cui può essere sperimentato "Taqe" è il seguente.
Si è sempre in coppia, ma stavolta le due persone sono in piedi l'una davanti all'altra; di nuovo si tengono per mano e mantengono il corpo rilassato e la mente presente.
Una volta posizionatisi, entrambi esprimono l'intenzione di far entrare l'energia dalla propria mano sinistra, e farla uscire dalla destra.
Il flusso stavolta dovrà seguire questo percorso: dalla mano sinistra percorrerà tutto il braccio sinistro fino alla spalla; da lì salirà verso il centro del collo, per passare dal mento verso l'orecchio destro, poi sopra la testa e ridiscendere; orecchio sinistro, lato sinistro del collo, centro del collo e poi giù: spalla destra, braccio destro fino all'uscita dalla mano destra.
Può essere utile disegnare tutto il percorso con il proprio dito sul corpo, onde focalizzarlo prima di iniziare l'esercizio.
Anche qui come sempre l'energia inizierà e continuerà a circolare per effetto dell'intento delle due persone; quando una di esse vorrà terminare dovrà solo stringere le mani dell'altra per comunicarglielo e l'esercizio sarà concluso.

Io personalmente ho trovato i due "Taqe" rivelatori e risolutori nelle circostanze difficili della comunicazione con mio marito: quando le parole non servono al nostro obiettivo di mantenere l'armonia e la pace, l'ascolto e la comprensione reciproci, oppure quando esse non sono sufficienti in quanto abbiamo bisogno di stabilire una connessione più profonda, questi esercizi sono un portento! Litigi di due ore si esauriscono e dissolvono in due minuti; l'unione, la compenetrazione e l'integrazione delle nostre due energie si realizzano immediatamente, in modo davvero sorprendente! Non c'è una spiegazione razionale per questo: bisogna testare su di sé e viverlo, solo così si potrà appurare se e come funziona.

Ciò che io sponsorizzo caldamente è questo: l'importanza del contatto fisico e della visualizzazione.
Spesso si tende a perdere la propria presenza in questi due ambiti, purtroppo soprattutto nelle relazioni più sacre e importanti della vita; invece toccarsi e visualizzare è fondamentale, uno strumento potentissimo che, se messo all'opera con dedizione e amorevolezza, può rivelarsi una vera e propria svolta nei nostri rapporti, non solo con il partner ma con tutti.
La comunicazione non passa solo attraverso le parole e le azioni, ma anche tramite il corpo e le intenzioni; a volte con un tocco possiamo

trasmettere molte più informazioni (e assai più profondamente!) di quel che è possibile fare con un discorso; e nessun discorso conciliatore funzionerà veramente se sul suo sfondo non ci saranno degli intenti di pace e armonia.

Si tratta degli strati più profondi di noi stessi; forse li si conosce poco, probabilmente non se ne ha coscienza né tanto meno padronanza, ma a livello istintivo li abbiamo sperimentati più volte, in verità lo facciamo di continuo! Quanti di noi, per esempio, sono cresciuti con tutto il cibo e le comodità del mondo, ma senza ricevere il nutrimento fondamentale? Quanti hanno accanto dei partner e/o degli amici che sulla carta sono perfetti ma dai quali si sente di non prendere qualcosa di basilare, che di fatto manca? Oppure quante volte succede il contrario: che delle relazioni apparentemente fuori da ogni canone ci donino un'intimità e un'autenticità inestimabili?

All'opposto, se una persona cara ci dice che non sta ricevendo da noi una parte del nutrimento fondamentale di cui ha bisogno, non ha molto senso pensare che sia solo un suo problema, perché è improbabile che sia così: sicuramente riguarda anche noi, e se non siamo disposti a concedere ciò che la vita ci invita a dare siamo liberissimi di sceglierlo, ma credere che sia l'altro ad avere un suo problema è stupido, e soprattutto non ci permette di svilupparci nel pieno potenziale di cui siamo provvisti. Spesso noi diamo molto da un punto di vista superficiale ma poco a un livello più profondo, e non solo gli altri volenti o nolenti, coscienti o meno, lo percepiscono, ma l'esistenza ci risponde facendo muovere verso di noi la medesima quantità, intensità e profondità di energia che noi mobilitiamo verso l'esterno, verso il prossimo e la collettività in generale.

Conclusioni

Ogni tecnica ha un senso e un valore nella misura in cui serve, in cui si rivela utile ed efficace per il benessere delle persone. Da un punto di vista sociale la nostra è una cultura che si è sviluppata in modo fantasmagorico nel campo del corpo fisico (la materia, l'economia, la tecnologia, le infrastrutture, etc.), discretamente in quello del corpo psichico (cultura, formazione, scienze umanistiche, arte, religione, etc.) e del tutto ignorante in tutto ciò che riguarda l'ambito energetico (percezione, spiritualità, relazione, comunicazione, scambio, trasformazione, etc.).

Allo stesso tempo, la stragrande maggioranza delle conoscenze ed esperienze che si sono create sono state messe a disposizione di una costruzione esteriore che, raggiunto il suo culmine, si sta mostrando in tutti i suoi limiti, in quanto per lo più sconnessa dalla sua necessaria controparte interiore: qual è la visione che stiamo cercando di realizzare attraverso tutta la nostra scienza, tecnologia ed economia? Quale futuro stiamo immaginando perché abbiano senso tutte le azioni che quotidianamente portiamo avanti? Cosa vale per noi, per cosa ci stiamo spendendo giorno dopo giorno tramite le nostre parole, i progetti, il lavoro e le relazioni? Si tratta di riflessioni fondamentali per ogni essere umano sano e completo; riflessioni che danno un significato e una direzione al suo operato, il quale senza tali premesse non è molto diverso da quello di un animale o di una pianta – e con tutto il rispetto per entrambi, noi siamo uomini e donne, non animali o piante! Le domande esistenziali ci permettono di transitare dalla mera sopravvivenza alla vera vita.

A mio avviso ci sono vere e proprie problematiche sociali connesse proprio a questo preciso stato di cose, a una profonda ignoranza fondamentalmente spirituale; un'ignoranza che si traduce in inesperienza, incoscienza, goffaggine e maldestria nel migliore dei casi, e nel peggiore in profonde ferite (ricevute e inferte) che non si riescono a scampare, in disastri nelle relazioni e in veri e propri traumi dentro e intorno a sé. Eccone alcuni esempi:

- l'esistenza e il successo di innumerevoli ciarlatani (venditori, consulenti, artisti, imprenditori, politicanti, etc.) i quali, approfittando dell'ignoranza dilagante, propinano interpretazioni e soluzioni non solo discutibili su un piano morale, ma del tutto inefficienti rispetto al conseguimento dei propri obiettivi, e nel frattempo generano uno spreco di risorse impressionante, a discapito dell'intera comunità;

- il dilagare del fenomeno delle dipendenze, che dall'ambito dell'alcool e delle droghe si è espanso a macchia d'olio verso il cibo, lo shopping, la pornografia, internet, il gioco d'azzardo, gli psico-farmaci, e via dicendo, assumendo proporzioni spaventose;
- l'insorgere di disturbi psico-somatici o psicologici rapportabili, in ultima analisi, più alle cosiddette "emergenze spirituali" che non a dei cambiamenti fisiologici, ormonali o strutturali;
- l'incapacità di gestire le relazioni, non tanto quelle tribali che abbiamo col nostro clan (famiglia, culture di riferimento, classe sociale, categoria professionale, etc.), quanto quelle comunitarie, che per essere intessute in modo sano, mantenute in vita e rinnovate hanno bisogno di una percezione comune assai allargata che al momento non esiste: la percezione (non la conoscenza né l'immaginazione, ma il sentire soggettivo) di essere un'unità, la perenne e vibrante esperienza interiore del percepirsi uniti, legati, mischiati e sovrapposti – non si tratta di fede nel valore religioso dell'unità ma di fare esperienza dell'unità, dentro di sé, nella propria anima e nella coscienza;
- la presenza di una delinquenza tanto radicata, benvoluta e, in casi estremi, addirittura ammirata e promossa, da essere al potere, da avere modo di prendere decisioni importanti, di fare la differenza nel mondo.

Questi sono tutti indizi della profonda ignoranza spirituale/sociale in cui viviamo, a cui ormai siamo abituati, ma della quale dobbiamo prendere atto e assumerci la responsabilità se vogliamo darci una chance di auto-realizzazione da una parte, e di essere qualcosa di diverso e di migliore di un parassita sociale dall'altra.
Nell'ambito fisico e in quello psichico c'è tanto da scoprire ancora, tanto da approfondire e da raffinare, ma nella sfera spirituale/sociale siamo praticamente analfabeti, del tutto incompetenti e decisamente rozzi. È questo il campo a cui dobbiamo dedicarci di più se vogliamo contribuire alla rinascita della nostra società; e dobbiamo farlo partendo da noi stessi, dalla nostra personale rinascita.

Le domande da porsi per avere una buona bussola come riferimento sono di questo tipo: "Sono padrone o schiavo di me stesso?", "La mia energia è dentro o fuori di me?", "La mia influenza su me stesso mi libera, sostiene ed entusiasma oppure mi opprime, castrandomi e tarpandomi le ali?", "In che misura le dinamiche che creo favoriscono lo sviluppo (mio e degli altri), e in che misura invece lo bloccano?", "Chi sono veramente? Quali sono i miei punti forti e deboli? Qual è la mia missione, il mio compito in questa vita?", "A cosa servono i corpi (fisico, psichico ed energetico) e come posso usarli in modo salutare e benefico?".

A un livello avanzato mi pongo le stesse domande, sostituendo il pronome "io" con quello "noi" e l'aggettivo "mio" con "nostro".

Bisogna essere onesti: parliamo di una serie di cosiddette soft-skills (competenze trasversali) il cui sviluppo necessita di un processo di apprendimento perenne, di una formazione continua – la crescita è spontanea, capita a tutti perché fa parte della vita, tuttavia non solo non è né facile né tanto meno veloce, ma inoltre se non viene curata, sostenuta e alimentata può risultare parecchio spiacevole, talvolta dolorosa o addirittura penosa. L'S-Coaching® è uno dei tanti strumenti per passare attraverso tale processo nel modo più delicato, piacevole e cosciente possibile, ma esso può produrre dei risultati significativi sul lungo periodo, dal punto di vista individuale e collettivo, solo se viene utilizzato da individui attivi: bisogna resistere alla tentazione dell'inerzia, bisogna uscire dall'abitudine, bisogna muoversi e mantenersi in azione; bisogna essere svegli interiormente, respingere con decisione tutto ciò che non ci fa bene e spendersi per ciò che ce ne fa; bisogna cercare ciò che ci nutre, che ci dà gioia e felicità, e quando lo si trova bisogna portarlo nella propria quotidianità, condividerlo e tramandarlo; bisogna essere vigili, consapevoli e illuminati nei confronti dei propri demoni interiori, nelle proprie scelte di routine, creandosi uno spazio che permetta il perdurare dell'amore, della passione, dell'entusiasmo, della vitalità, della condivisione e della bellezza, perché tutti abbiamo bisogno del contributo di tutti, e soprattutto perché per restare vivi, sani e ricchi dobbiamo prima di tutto tornare a essere umani.

Bibliografia

A. Jodorowsky, *La danza della realtà*, Feltrinelli, Milano, 2004

A. Lowen, *Arrendersi al corpo*, Casa Editrice Astrolabio, Roma, 1994

E. Gallot-Lavallée, *Scuola di teatro scuola di vita*, Cartman Edizioni, Torino, 2011

F. Capra, *Il tao della fisica*, Adelphi Edizioni, Milano, 1982

N. D. Walsch, *Conversazioni con Dio*, Sperling Paperback, 2008

R. Sarti, *Il seme dell'inca*, Edizioni del Cigno, Peschiera del Garda, 2007

S. Grof, *Il gioco cosmico della mente*, Red Edizioni, Como, 2000

S. Grof e C. Grof, *La tempestosa ricerca di se stessi*, Red Edizioni, Como, 1995

T. Bennett – Goleman, *Alchimia emotiva*, RCS Libri, Milano, 2001

V. Noble, *Il risveglio della dea*, TEA, Milano, 2005

Ringraziamenti speciali

A *Frank Powolny* per l'immagine di pag. 19 - fonte: 20th Century Fox studio promo portrait;

a *Strobridge Lithographing* Co. per l'immagine di pag. 22 - fonte: http://lcweb2.loc.gov/cgi-bin/query/i? pp/var:@field(NUMBER+@band(var+0258);

a *Agung Rizky* per l'immagine di pag. 29 - fonte: http://usilnyacrayon.deviantart.com/art/photoshop-214587475;

a *Kennguru* per l'immagine di pagg. 32, 43 e 55 - fonte: http://commons.wikimedia.org/wiki/File:Tadasana_Yoga-Asana_Nina-Mel.jpg;

a *Tevaprapas* per l'immagine di pagg. 35, 47 e 56 - fonte: http://commons.wikimedia.org/wiki/File:Phra_Ajan_Jerapunyo-Abbot_of_Watkungtaphao..jpg;

a *Robert Bejil* per l'immagine di pagg. 37, 50 e 58 - fonte: http://sleepyheadcentral.blogspot.it/2014_09_01_archive.html;

a *Kennguru* per l'immagine di pagg. 38, 51 e 59 - fonte: http://commons.wikimedia.org/wiki/File:Chakrasana_Yoga-Asana_Nina-Mel.jpg;

a *Esso* per l'immagine di pag. 62 - fonte: http://www.chanbokeo.com/photos.php? gcm=6518&gcti=2737&gimi=36344&gsta=10&gmaxn=396&gsi=1&gu name=esso;

a *Pedro Szekely* per l'immagine di pag. 71 - fonte: http://www.flickr.com/photos/pedrosz/2115782565/;

a *Sandro Pravisani*, mio acculturatissimo e generosissimo marito, per aver letto, corretto e valutato per primo questo testo, fornendomi un supporto e una collaborazione assolutamente basilari per la sua buona riuscita.

9 788891 176028